暢銷修訂版

35921 史上最強瘦身密碼

簡易掌握飲食份量，
聰明吃，開心瘦

國立臺灣大學、中原大學營養課程教師
盛弘醫療體系產學合作中心執行長
洪泰雄——著

目錄

Part I

減掉「可怕」數字

Chapter 1

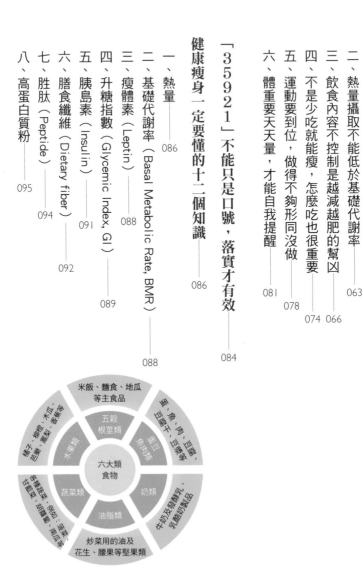

六大類食物
五穀根莖類
米飯、麵食、地瓜等主食品
蛋豆魚肉類
蛋、魚、肉、豆腐、豆腐干、豆漿等
奶類
牛奶及發酵乳、乳酪奶製品
油脂類
炒菜用的油及花生、腰果等堅果類
蔬菜類
各種蔬菜，例如：菠菜、甘藍菜、胡蘿蔔、南瓜等
水果類
橘子、柳橙、木瓜、芭樂、鳳梨、香蕉等

Chapter 2

健康瘦身的關鍵——均準飲食 112

以手掌原寸

測量食物份量

(請見P.130-P.132)

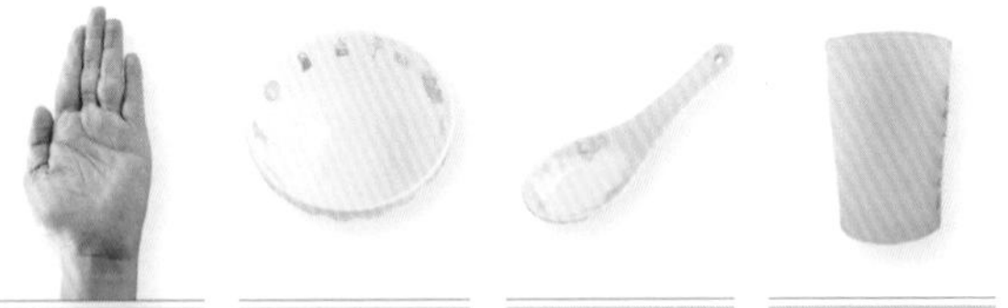

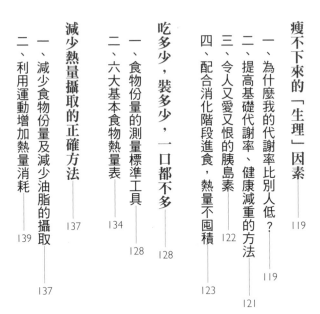

手掌	碗	湯匙	杯子
用於豆／魚／肉／蛋類	用於全穀根莖類、蔬菜類、水果類	用於奶類、全穀根莖類、油脂及堅果種子類	用於豆漿、奶類

利用隨手可得的器具測量食物份量(請見P.129)

Chapter 3

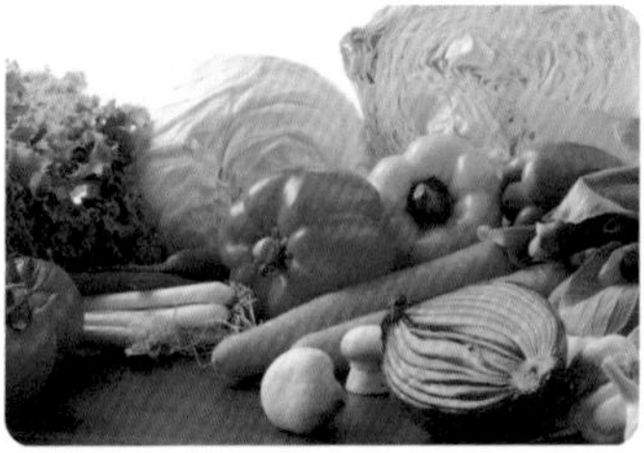

Part II

維持「美麗」數字

Chapter 1

保持健康纖瘦的四種技巧

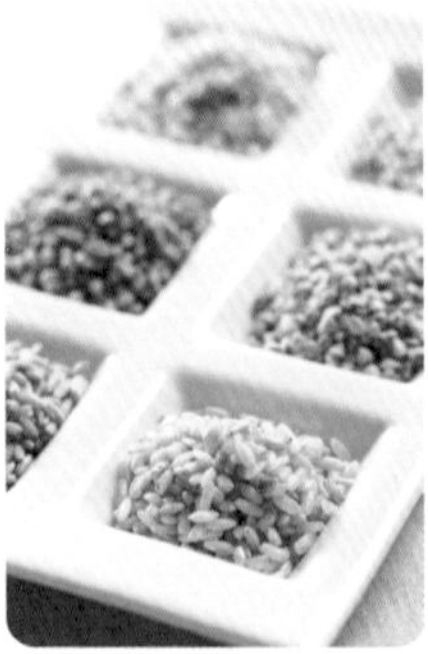

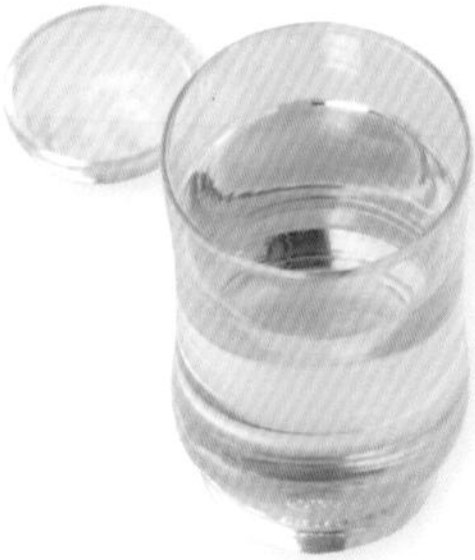

Chapter 2

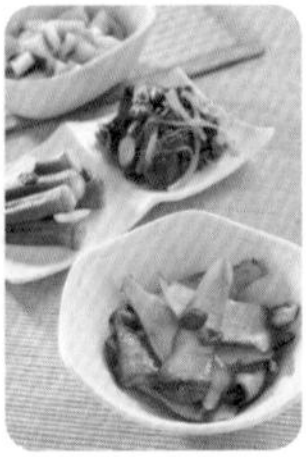
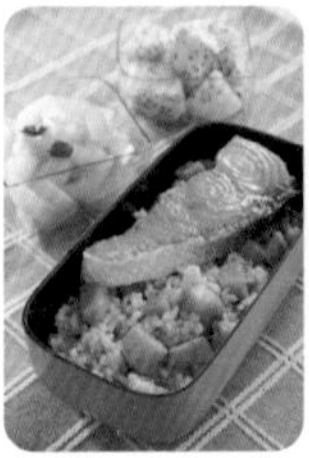
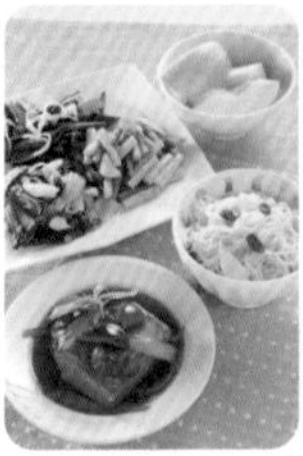

專文推薦

1

均衡靈活，享受健康

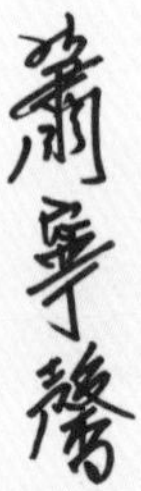

現代人的生活被可怕的數字所環繞，學生憂心分數，教授憂心ＳＣＩ，總統憂心國家的ＧＤＰ……，不過這些擔心都有結束的一天。然而有些數字會一生相隨，例如ＢＭＩ（身體質量指數）；有些數字則揭示危機，例如國人過重與肥胖率居亞洲第一。

國民健康局根據民國九十八年的全國健康調查，發布了台灣的肥胖地圖。國人是亞洲過重肥胖率最高的國家，成年男性的盛行率逼近五〇%，女性則逼近三〇%，連兒童都超過二〇%；這樣的數字與速食盛行的美國已經旗鼓相當了。過重與肥胖會傷害全身，肥胖者各種慢性疾病的風險都比較高，最明顯可覺察的是睡眠呼吸中止症候，其他默默進展的有非酒精性脂肪肝與脂性肝炎，高血壓、高血膽固醇與血脂異常、糖尿病、冠心病、中風、膽囊疾病、關節炎與癌症。肥胖使慢性病的危害延伸到年輕與年少族群，以致於壽命縮短，足以動搖國本，甚至落入白髮送黑髮的悲劇。

美國已經將對抗肥胖提升到國家安全的層級，開始執行前所未有的全套公衛戰略「The Weight of Nation（國家的體重）」，採取的戰術是「To Win, We Have to Lose（想要戰勝，得先減重）」，因為美國人的體重狀況已經完全失控而成為災難。美國國家衛生院院長柯林斯（Francis Collins）公開而嚴肅地指出：如果大家不把肥胖當作國家迫切的優先議題，將會為此付出嚴重的代價，肥胖將會壓垮美國。（完整資訊可參閱網路平台http://theweightofthenation.hbo.com/）

臺灣從政府到民間也不時有對抗肥胖的政策與各種活動，其理念都是將體重控制當作個人的責任，藉由衛教宣導提醒民眾好自為之。因應民眾的需求，坊間有許多指導瘦身與減重的書籍，作者大約可以分為兩型。其一是專家權威與專業人士，他們擁有深厚的專業學識和實務經驗，因此可以解釋學理並鋪陳原則，為民眾提供指引。另有一型是使用獨家祕方的名人實踐者，他們解說分享自己的成功絕招，讓民眾有如獲至寶的心情。兩類書籍都可能是知易行難，並不能保障效果，因為書中所指示的落實條件，通常不是民眾所能輕易擁有。更大的挫折是減重容易，但維持成效十分困難。

我注意到分享瘦身祕訣的書籍作者大都是女性，或是追求健美的男性；瘦身的目標是雕塑體型而非健康。臺灣大學洪泰雄主任的第一本書《代謝平衡，健康瘦身》引起很大的迴響，因為他與你我一樣，都是忙於工作服務的平凡人，早已淡定於體態的追求，只是不知不覺中落入了肥胖與疾病的牢獄。他在自覺之後找到有效的脫困方法，快樂圓滿地達成減重與維持的目標。根據洪主任的經驗，控制體重的起步是行易知難；有決心就付諸行動，正確的行動自然產生有益的效果。

現在洪主任熱切地出版了第二本瘦身著作，字裡行間都可以感受到他分享飲食和營養知識的熱情。瘦身已經成功的人，為什麼還必須充實飲食營養知識呢？許多人的觀念認為健康的飲食不好吃，美味的飲食不健康，健康與美食彷彿天生的敵人而不能並存。洪主任的親身體驗發現，健康生活是動態靈活的，維持健康體重不必犧牲美味、悠閒、快樂和幸福等等的生活品質，其關鍵在於理解食物的知識和營養原則。食物營養知識好像語文單字，多認識與整理，就可以組合成各式優美文章，也像化學元素，可以化合成千變萬化的物質。善用正確的知識可以破除單調的限制，使飲食有無窮的組合方式，可繁可簡，可濃郁可清淡，可在健康的天地中自在遨遊，樂趣無邊。

洪主任提出幾個極為關鍵的行為要素，值得消化咀嚼化為自己的血肉。第一，前言標題說「餐餐都要均準飲食」，十分正確，因為只要允許彈性，難免養成輕忽的習慣，對飲食失去自覺和自制。他在第一章中聲明所有有效的減重方法，如果沒有回歸均衡飲食，都將很難持之以恆，也一定會有短期顯效，長期失效的情形，這是一針見血的定論。他也強力建議體重要天天量，這也是可以培養的生活習慣，可以及時平衡，及時補救，而不會落入「卡債」。

中國先哲說：「物有本末，事有終始，知所先後，則近道矣」，聖經說：「真理必叫你們得以自由」。本書揭示了飲食與健康之間正確的本末關係：用心耕耘均衡的飲食習慣，必能坐收瘦身健康的益處。多年來大家寧可捨均衡飲食之良方，鑽營各種速效捷徑，徒然浪費了寶貴的時間。所幸洪主任的經驗告訴我們，回頭不遲。

為了靈活經營優質的健康飲食生活，洪主任廣泛研讀食物與營養學書籍，從中擷取精義。本書可看為他的心得筆記，將專家枯燥難懂的艱深原理，轉化為民眾可解的說明與殷殷叮嚀，搭起一座專家和民眾的溝通橋樑。相信讀者會像我一樣，感受本書與前書有相輔相成的效果，讓專業原理不落於高調空談，更使健康飲食的行為因知識理解而堅定穩固。

「人若賺得全世界，賠上自己的生命，有甚麼益處呢？人還能拿甚麼換生命呢？」這幾年世界的經濟與金融數字清楚的宣告，人類賠上了時間，卻沒有真正的盈餘。我們應該認真地重新規劃生命的投資策略，累積實在的財富。均衡飲食的習慣的確不是唾手可得，但也不是不可能的任務。深願追求健康的讀者因本書得到激勵，願意用一點心力來養成，一人受益，全家受益；一代受益，代代受益；這才是最佳的投資效益。

（本文作者為國立臺灣大學生化科技學系營養學教授、國立臺灣大學生物技術研究中心副主任）

專文推薦

2

具體可行、有計畫的減重方式

世界衛生組織指出，癌症、糖尿病、腦心血管疾病、高血壓等非傳染性疾病已約占世人三〇%死亡率與四十七%疾病負擔之主因。有鑑於全球非傳染性疾病之危害與負擔日益沉重，世界各國面臨飲食型態快速變遷、健康亮起「雙負擔」紅燈。

「推動健康飲食」與「提高身體活動量」，可以緩和或減少非傳染性疾病之負擔，因此，建立正確健康飲食觀念、養成適當健康飲食習慣、均衡攝取各類有益健康的食物、控制肥胖盛行率等，已成為世界趨勢。

肥胖是世人所關注的焦點，也是健康的殺手。包括台灣在內，飲食與營養的問題早已經不是不足而是失衡，現代人對營養之認知，總以為高營養、高蛋白質的飲食可以提供足夠的營養，然而，精緻的飲食習慣與極少的運動，反而會因為熱量攝取過多，但消耗太少的不平衡代謝問題，導致肥胖而帶來更大的健康負擔。

當人體吸收的熱量大於消耗的總熱量，日積月累下來就會形成肥胖。所以書中提到，減重很重要的一點就是要提升每日消耗的總熱量，而它的來源是「基礎代謝率（即一個人一天內最基本需消耗的熱量）」、「活動所需熱量」和「消化食物所需熱量」三項的加總。人的基礎代謝率從三十五歲逐漸下降，到五十歲下降約三〇%。

本書亦提及運動的好處，希望讀者能從本書了解生理活動所需的熱量，因為一個人的運動量會影響消耗的熱量。

作者也特別用杯子、碗、湯匙和手掌大小去測量食物熱量，透過計算熱量方式及熱量測量的工具，幫助讀者有計畫的減重。除了提醒讀者錯誤的減重知識外，也樂於推薦健康的保健食品和讀者一同分享。

坊間有許多關於健康保健的書籍皆有不同特色，本書作者用具體可行的方式，去從事有計畫的減重。並由代謝平衡的觀點，深入淺出論述肥胖的控制，達到「享瘦」健康的目地，非常值得推薦、選讀與推廣。

（本文作者為中山醫學大學前校長、台灣營養學會前理事長，現任國際健康營養學會執行長）

專文推薦

3

養成正確的習慣，遠離肥胖及新陳代謝症

洪建德

洪泰雄教授的大作，我拜讀後，感覺上比從前更接近我們醫學實證與保健營養的原理，先向他孜孜不倦的學習精神道賀，也從他在「見山是山，見山不是山」的隔行層次體會中，漸漸勾起我大腦深處的記憶。

我在一九八五年公費留德回國服務於台北榮總，數月後就感到國內的健康知識不足，城鄉的休閒基礎建設不足（例如健康步道，環山、沿河的人行道幾乎沒有，腳踏車道更是付之闕如，更不見討論，當年經濟起飛，人們認為景氣可以無限，生命嫌短，大吃大喝；過去的飲食方式漸漸捨棄，不論好壞，西方的飲食習慣卻大量湧入，包括下午茶、歐式自助餐、麵包餅乾、各式甜點……等），卻沒有運動的風氣或健康生活的提倡。

於是我就一股腦兒投入著書立說的志業中，首先在診間排定對病人的糖尿病基本知識教育，接著開始了社區的研究與服務。當年醫學界還未有「減肥是糖尿病的一級預防」的觀念，所以我也獲得衛生署的計畫，後來更獲得獎章，其實我只是把公共衛生與臨床醫學巧妙結合而已，但是當年（現在已不一樣），臨床醫學與公共衛生地理上不遠，但是卻互相南轅北轍。洪教授已經抓到這個核心，就是生活要反璞歸真，包括「食物要均衡營養攝取」，因為不只許多減肥書，許多不照倫理的醫師，也想利用人體「低醣生酮」的生理反應，來達到暫時戲劇性減重的效果，這種無效的減肥方式，會使得人們在初嚐甜頭之後，越減越困難，於是厭食症與暴食症就這樣又發出來，而且終身達不到減重的目標，而患憂鬱症的也不在少數。

所謂低醣生酮，是因為人類（白人）在每天攝食的碳水化合物少於一百公克時（一天小於一碗飯與少量蔬菜時），因為連供應大腦的葡萄糖都不足，身體會去自己求生存，這時副腎皮質素（cortisol）、腎上腺素（epinephrine）、生長素（growth hormone）、升糖素（glucagon）

等壓力激素會總動員，把身體組織（肝臟、肌肉、脂肪等）分解成為大營養素，其中直鏈胺基酸一分解胺基，兩個單位一結合，或是三酸甘油脂分解成甘油，兩個甘油結合，都可以形成一個葡萄糖，於是身體組織都空洞化了，肌肉軟趴趴，但是酮酸卻因此從游離脂肪酸形成，酮酸雖然可以成為燃料，但是血中濃度太高了，稱為「酮酸血症」，會在小便形成中帶出體液，所以身體會流失水與電解質，所以會得到暫時的出乎意料的減重效果，但是少有人會注意到，事實上流失的是身體中的體液與肌肉，身體型態也會失去美麗的曲線，這時繼續不自覺就漸漸進入飲食症eating disorder（厭食、暴食症等）了。

有人估計美國的飲食症患者有八百萬人，但是我曾經在一九九二年應邀在普林斯頓大學第一屆北美飲食症發表台灣台北地區流行病學研究，許多學者認為有多少肥胖流行率，就有多少人曾經、現在、或將來是飲食症的病人。所以美國的飲食症病人像冰山一角，露在外面的是八百萬人，但是真正的病人可能五倍於此！為何會低估？因為飲食症的病人多有較高教育，有隱私的焦慮，忌病求醫，所以許多名人死於厭食症，只是報紙未報導而已。

那麼台灣有多少受害者呢？一九九一年我從事了大台北地區女子十三至二十八歲的流行病問卷研究，得到〇・二%的厭食症，與三・五%的暴食症，有許多不典型的，基於當年診斷標準是美國精神科診斷手冊的第三版改定DSM-IIIR，有許多跨文化的差異無法經過美國人的特徵來篩檢出來，另外各民族都有許多人會輸入較不嚴重的頻率，造成系統上低估，許多人一定想逼我說出實際的看法，我估計當年有厭食症的人約一〇%。

很諷刺的是人們已經為肥胖與新陳代謝症，在各國的醫療支出付出（二〇%的癌症半數與肥胖有強烈關連，糖尿病—心血管病又占已開發國家與成熟的開發中國家的人口中，至少五十五%的死亡率），所以至少六成至三分之二的人口，花掉全國醫療費用的三分之二以上在治療肥胖的併發症上。但是另外一個極端是減肥的「食譜」、藥物，幾乎都是暫時有效，但是迅速反彈，問題在於人們沒有保住問題的核心——過多的熱量與過少的運動量，藥物還未出現特殊能夠關掉、且又能自主調整的飲食中樞，所以失敗、下架的已經有數十種藥物。

另外一個重要觀察點是「world of mouth」，婆婆媽媽的口傳世界，這時常是行銷者利用的管道，某名人受了多少公斤，但是卻沒看到他（她）體重的走向，例如許多好萊塢的影星成功減肥法，其實到後來，沒有方法阻止再發胖，所以成功不在於這次減幾公斤，而在於會不會反彈，甚至已經有病而未求醫。

「大道甚夷，而民好徑」，養成走路的習慣，養成烹調少加油脂的習慣，養成不吃零食點心的習慣，養成孩子喜歡運動的習慣，養成品味飲食的習慣（「五穀不分，四體不勤，時不厭精，燴不厭細」的朋友很危險，也學不好生活技能與保健知識），養成不忌病求醫，尋求正確治療的好習慣，減肥與治療新陳代謝症的自我照顧大道無他，學習計算自己所吃熱量而已。

我個人行醫已逾三十年，我依照國際衛生機關，世界衛生組織，與各個先進國家醫學會的準則與指南行醫，以病人的健康為依歸，灌輸正確的知識，但是從未推薦健康食品牟利，因為大地之母已經為我們孕育出營養豐富、味道鮮美的美食，為何不專心去品嚐、用心去體會呢？

有部分人會過度保護專業利益，其實在法律之內，洪教授以一介書生，參閱群籍，著書立說，應予肯定。吾輩君子之交，預防疾病，人人有責，我樂於為之序。

（本文作者為德國邁茵茲約翰固騰堡大學醫學博士、美國約翰霍普金斯大學公共衛生研究所衛生財政與管理碩士、內科／內分泌及新陳代謝／老年醫學／肥胖醫學專科醫師、擁有高階層醫務管理師等執照，現任書田診所新陳代謝科主任）

專文推薦 4

減重是落實自我健康管理的第一步

陳明豐

隨著時代的進步，現代人忙碌追求物質生活提升的同時，往往忽略了健康才是幸福人生的根本。許多研究顯示，飲食行為與部分疾病形成有著極密切的關係，例如高血壓、糖尿病、腎臟及心臟血管疾病等；而不難發現，這些疾病的產生又經常伴隨著肥胖因子。我們都知道肥胖對於身體的害處不容忽視，尤其近年來強調減重以維持苗條體態的風潮蔚為風行，在在顯示肥胖不再只是外在觀感的問題，其對於健康的危害足以受到嚴正的關注與重視。

本書作者洪泰雄現任於國立臺灣大學註冊組主任，在繁忙的教務生涯中，體認出一套藉由生活細節的均衡飲食習慣以改善並了解掌握健康的方法，尤著重強調須視個人身體狀況的不同，針對過與不及的部分，量身訂作專屬個人的飲食均衡改造計畫。我與作者相識多年，對於其奉行堅持、追根究柢並努力建構關於營養知識的研究精神尤感佩服，我曾邀請作者至任職院所臺大醫院分享，獲得與會聽眾熱烈迴響，其不僅以透過有效的自主管理方法成功改善自身健康，並嘉惠許多身旁同伴，並不吝致力於宣傳推廣惠澤更多同伴加入健康幸福人生的行列。

欣見作者將寶貴經歷匯整成第一本著作《代謝平衡，健康瘦身》，提供建立正確且完整的均衡飲食步驟，使讀者有跡可循，廣受各方喜愛。而本書遵循前例以簡明有力的文字，協助釐清有關健康飲食之諸多疑慮，由坊間對於減重的六大錯誤認知著手，進而說明與健康瘦身密切相關的專業學理知識，並著重介紹基礎代謝率之於健康瘦身之重要性，如何透過六大營養食物攝取滿足人體所需之六大營養素。於正確的觀念前提下，提供一套讀者透過生活中隨處可得之器具，例如杯、碗、湯匙、手掌等，便可輕易測量食物熱量，計算並遵守一日所需熱量的方法，讓健康減重也能輕鬆達成，不再窒礙難行，若能細讀，必然獲益良多。

健康無疑是人生最大的財富，本書作者以自身寶貴經驗，佐以學理根據，以扎實的步伐引領我們逐步邁向健康大道，希冀各位在閱讀此書後，能身體力行找出適合自己的健康管理方法，並融入日常生活中，相信在不久的將來都能擁有幸福人生。

（本文作者為中國醫藥大學醫療體系總執行長、中國醫藥大學附設醫院心臟血管中心院長、中國醫藥大學講座教授、國立臺灣大學名譽教授、臺灣大學醫學院附設醫院顧問醫師、前臺大醫院院長）

專文推薦

5

用智慧有效的方式對待你的身體

　　記得，我和洪泰雄主任等一夥好友至坪林小敘，嚐著鮮摘的季節時蔬與在地的白毫烏龍，一處台灣極簡的小鎮，卻讓大夥身心靈皆滿足與感動。與洪主任一起，就是能感染到其對生命的熱忱、待人的真心。就如同其第一本健康書籍出刊，就是因媒體爭相報導進而促成出刊分享，無心插柳，卻達到四萬本的銷售數量，自此之後，他似乎賦予自己更多的使命，推動「代謝平衡、健康瘦身」的概念，就像他的個性，真切地期望，更多人能學習到更有效、正確的飲食觀念，活出璀璨的生命。

　　洪主任以前一直以來看上去總是「身負重任」的模樣，竟然在兩個月內瘦身逾七公斤，而且精神奕奕，就是堅持將「35921」的健康瘦身法則融入生活中確實執行，並且聰明的飲食，攝取低GI值的食物，持續的有氧運動。

沒錯！空出時間來運動，這是幸福人生的保證，我力行生活座右銘，休閒活動，喜好慢跑、登山，我參照著作者的要訣，起床喝五百西西溫開水加一小匙苦茶油，如此生活化的健康飲食方式，不僅方便取材且容易執行，經過一段時間的身體力行，身體的確回饋給我更好的能量。

每每登上高山，總覺得台灣的每一個季節都有它不同的氣息與美麗，秋天福壽山的紅楓，夏季太麻里一望無際的金針花海……，不同季節都有它特殊的樣貌，就如同每一個人的身體，儘管不完美，但一定要全心全意、用智慧有效的方式去愛他。

感恩能結識作者，熱情的出書不吝分享，讓朋友間的情誼多了份健康的驕傲。

（本文作者為國立臺灣大學講座教授、終身特聘教授、前學術副校長、現任文化大學董事長）

專文推薦 6

身體力行，做就對了

鄭金寶

洪主任健康減重更不吝分享成功的心得，因而成為媒體寵兒，在電視訪問中他分享的經驗，確實讓很多想減重的人獲益多多，收到了「立言」之效，靠著「動機強、持之以恆的毅力」而達到，確實是值得學習、照著做就對了！

許多慢性病都與飲食有著密不可分的關連，包括肥胖、糖尿病、骨質疏鬆、高血脂症、癌症……等，因此在大啖美食之餘，我們更要懂得吃出健康。我在書中感受到作者的學識毅力與見解，在基礎營養學、運動學到心理學等方面，都看到作者的用心與建議，確實是一本不可多得的書籍。亞聖孟子，一直是我奉為減重的祖師爺，他提到：「天將降大任於斯人也，必先苦其心志、勞其筋骨、餓其體膚、空乏其身，行拂亂其所為。所以動心忍性，增益其所不能。」字字句句都是減重重要準則，落實執行則成功無往不利，洪主任的成功案例，值得推崇、敬佩與推薦。

書中所提及的運動項目有游泳一項，是一種非常值得提倡的減重運動，在水中散熱的速度是空氣中的二十六倍。若尚未學會游泳則水中跑步走路都是很好的運動。

減重者都知道，飲食減重常有「溜溜球效應」，如何在緊要關頭，能安然度過危險期，書中都說得很清楚，讀者諸君照著做就對了！

營養門診的減重個案，也容易犯上「維持難」的困境，必須有更強的動機，狠心克制食慾，不受誘惑，而達到成功的效果。洪主任強調減重者之飲食習慣必須改變，力行飲食之均衡性、持續不斷的運動及意志力的堅持，都是作者成功的原因。作者本身力行，也把其經驗無私的分享大家，實是「獨樂樂不如眾樂樂」。

受邀寫序，本人才疏學淺，但良機不可多得、稍縱即逝，所以大膽答應。大力推薦，想必開卷有益。

（本文作者為前臺大醫院營養室主任）

專文推薦 7

均衡飲食，照護健康，順便瘦身

謝明哲

洪泰雄先生於二〇一〇年五月以自身在四個月內成功減重十七公斤之經驗出書後，至今演講邀約不斷，受益於其推廣的「代謝平衡，健康瘦身」概念，以及「３５９２１」之身體力行瘦身五大原則的閱聽者更是不計其數。本人有幸於受洪泰雄先生之邀，為他的第二本健康書籍寫序，因而得以先讀者一步閱讀並推薦之。

本書累積作者近年的健康知識，以淺顯易懂、圖文並茂的方式呈現。除了再次強調前作《代謝平衡，健康瘦身》所提倡的「３５９２１」的飲食與運動原則，並鼓勵讀者持之以恆以獲致並維持美麗窈窕的健康身體外，更著重於介紹健康的知識面，進一步與讀者分享健康瘦身必知的十二個知識，讓讀者隨作者於身體力行的同時，可以「知其然，更知其所以然」地，以均衡飲食的正確健康知識，作為認真照護自我健康、順便瘦身的理論依據。

作者所謂的「十二個健康瘦身一定要懂得的知識」，包括有熱量、基礎代謝率、瘦體素、升糖指數、胰島素、膳食纖維、胜肽、高蛋白質粉、反式脂肪、生物價、脂肪細胞、血糖等，其對於各項應懂之健康知識的說明與介紹亦相當平易近人、容易閱讀理解。以「胜肽」為例，本書以簡單易懂的圖表讓讀者了解「胜肽」原來是將動、植物蛋白質與酵素作用後，所產生的一種比蛋白質分子量更小、更易為人體所吸收的分子。不但可以保護腸黏膜完整、幫助腸道健康，同時可以提升免疫力、增加肌肉量、防止血糖上升、甚至能延緩飢餓感，作為取代或補充動、植物蛋白質，而成為身體需要的蛋白質來源之一。

另外，本書也秉持作者第一本書所提倡簡單易行的實踐原則，協助讀者輕鬆測量攝取的食物份量，並估算該食物量所產生之熱量（卡路里）是否符合個人計畫中擬獲得之熱量。作者以我們身邊隨手可得之物品，包括杯子、碗、湯匙，甚至自己的手掌等作為測量工具，協助讀者輕輕鬆鬆透過計算食物量，進一步計算出每餐、每天攝入的熱量（卡路里），以助讀者與作者一樣輕鬆力行均衡飲食、順便瘦身的健康好習慣。本書另外還提出避免便秘的「按、喝、擺、食、解」五字口訣，指導讀者透過按摩肚子、喝溫水或苦茶油、擺動腰部、食用蔬果、定時解便等五種方式，避免便秘臨門。

健康是需要我們長期用心經營照顧。希望讀者能經由此書學習到作者「均準飲食、順便瘦身」的精神與實作毅力，一同為自己的健康人生努力。

（本文作者為台北醫學大學營養學系教授、台北醫學大學前副校長）

專文推薦

8

從均衡飲食走向美好人生

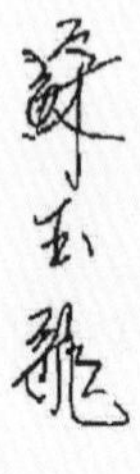

現代人由於工作忙碌、生活步調緊湊及飲食精緻化，造成文明病及肥胖等問題叢生，經由媒體報導、宣傳，其嚴重性終獲正視，於是養生觀念興起，而肥胖似乎是最切身、最普遍存在的問題，也是威脅健康重要原因，因此減重幾成全民運動，但如何減是最健康、有效的方式，則莫衷一是。

除卻病態肥胖外，造成肥胖問題的原因，多數是因為吃下的比需要的多，但是不吃就會瘦嗎？作者告訴我們，身體有自動調節的能力，長期熱量不足，身體會把對熱量的需求降低，但身體要維持基礎代謝所需，因此熱量不足會使身體越來越虛弱，所以想要減重的話，理想的狀況是要控制熱量的攝取及提高基礎代謝率。欲控制熱量該吃什麼？怎麼吃？該吃多少？以及基礎代謝率是什麼？如何計算？如何提高？都可以在這本書裡找到答案。

除此之外，忙碌的現代人或許有想過透過方便的保健食品來幫助減重、維持身體健康，唯市面上保健食品種類繁多，什麼是需要的、真正有幫助的，本書亦有篇幅介紹。

飲食是每天必須從事且重要的活動，但你我是否真正了解它，就像「水能載舟亦能覆舟」的道理，正確的飲食可以使我們健康，壞的飲食習慣也會破壞健康，所以健康的第一步，就是要了解正確的飲食方式。

說到該如何飲食，你我皆知要均衡飲食，但真正要如何執行，恐怕就知易行難了。雖說知易行難，但只要有意願再加上有正確的引導，透過均衡飲食達到健康的目的不再遙不可及。而洪主任有關均衡飲食的兩本書就是讀者想透過飲食改變，達到健康瘦身、遠離疾病的最佳指引。

洪泰雄主任就是一個透過均衡飲食再次獲得健康的實證。我與洪主任相識多年，多年來，洪主任在教育行政方面屢有突出表現，也由於其有優秀能力，總是身兼多職，忙碌的工作及應酬使得他漸有福態。但在有一次聚會中，卻見洪主任有令人驚訝的轉變，不變體態輕盈，神采奕奕，甚至連困擾他的健康問題也都消失。交談之中得知，洪主任因為有正確的均衡飲食觀念並身體力行，再次拾獲健康的生活。均衡飲食的效益有多大，由此可見一斑。我也一直力行洪主任「３５９２１」飲食原則，也因此讓我減重八公斤，至今仍維持不變，非常感謝洪主任無私無我的指導。

市面上有許多關於均衡飲食的書籍，不過淺顯易懂、易於執行又有親身實證者甚少。洪主任是個勇於實踐又樂於分享的人，雖說行政及教學工作繁忙，但因為他從均衡飲食中所獲得的益處，使他迫不及待要讓更多人可以如他一樣重拾或保有健康的生活。

飲食人人都會，但吃什麼、怎麼吃才是最重要的，本書沒有太多的大道理，洪主任經由親身的經歷及研究，告訴讀者一個可行的均衡飲食的方式。透過本書讀者可輕鬆地學習到一個健康的飲食方法，而且這個方法只要在每天的飲食中稍加選擇、注意，並有恆心地貫徹之，即可達到健康的目的。

萬病「肥」為首，均衡飲食搭配適當運動不僅可以輕鬆瘦身，且能增強免疫力，達到改善健康的目的，進而提升生活品質。身心健康是美好人生的起點，這美好的起點就從均衡飲食出發吧！

（本文作者為前任國立暨南國際大學校長）

作者序

身體力行均衡飲食，健康每一天

洪泰雄

出書提倡健康及傳授營養知識對我來說是個意外，但感受讀者對營養知識的渴望，讓我不忍釋手，繼續寫書。

截至目前為止，我總共寫了四本有關營養及瘦身的書，第一本《代謝平衡，健康瘦身》，講述了「35921」的飲食原則，出版後經過修訂、增訂，至今已銷售了五萬多本；第二本是《均準飲食，順便瘦身》，傳授了「按喝擺食解」排除便秘的祕訣，以及如何用手邊現有的東西來測量進食的份量，也就是您手上這本書的前身；第三本書是《聰明健康吃，打造好體質》，內容是我的二十堂營養課程，讓讀者了解六大基本食物如何吃，並清楚知道六大營養素是什麼，目前已售罄，並改以《吃出好體質》的書名修訂再版。

不是好書絕不出版，是我的原則，也是我的態度，這三本書陳述了完整的營養概念，讀者好評不斷，有人因遵循實踐而成功減重，讓我更難忘的是多位讀者因此而糖化血色素降至正常值，從此不需再吃藥了，使我銘記在心，更激起我汲汲於營養知識的追求。

秉持著「一日不讀書，便覺面目可憎，言語無味」的心情，天天精研各種營養文獻，希望建構更完整而有系統的營養知識，更將營養教育傳播作為我的終生志業。每次課後，學生們的回饋更讓我感動不已，而在我持續的演講中，更不乏有聽眾來跟我分享他們重獲健康的喜悅。

用一輩子去追求健康與快樂

託正確的觀念之福，從親身執行代謝平衡飲食生活以來，我的身體狀況越來越好，不只鼾聲如雷的困擾沒了，呼吸中止症不藥而癒；以前不到中午就覺得疲累，現在則是體力充沛，面對再繁雜的工作，都不覺得困頓；之前睡再久，還是爬不起來，現在每天早晨六點一到，連鬧鐘都不用，身體就自然醒轉、精神抖擻。

而實施個人化均衡飲食生活後，到目前為止，減重後的體重一直維持，近年來未曾產生任何變化，感覺身輕如燕、精神愉悅。我現在除了精神倍增，可應付平時忙碌的工作外，思考敏銳度更是提高、點子想法愈來愈多、做事更有效率、家庭更為和樂，無疑印證了「我的健康就是家人的幸福」這句話。

除了這些好處外，我更深深體會到清淡飲食及攝取不同動植物蛋白質、蔬菜及水果等以獲得身體所需之營養素，實在是非常的重要。要讓自己健康，須先拒絕大魚大肉的不均衡飲食，這要有很大的毅力與恆心，但我相信有志者事竟成。

健康值得我們花一輩子去經營，相信沒有人願意先失去了健康，再想盡各種辦法去尋求醫治與補救。健康可說是一種長期投資，絕對不會虧本，也是一切事業與家庭的根基，沒有了健康，全部都將歸於零。

我相信任何人如果把健康擺在第一位，就會有絕對的毅力與恆心去拒絕美食的誘惑；如果把它當成是一種挑戰，那麼在健康漸進的過程中，更是一種樂趣與成就，最終必可品嘗到甜美的果實；如果把它當成是一種財產，它更是最寶貴最重要的無形資產。健康，豐富了我的人生，也讓我更珍惜生命：我對於維持健康，樂此不疲。

比較之前的我和開始代謝平衡飲食生活之後的我，身體、生活、工作等各方面的轉變實在太大了，不得不感嘆生活方式的改變竟然能造成如此大的良好轉變。希望開始代謝平衡飲食生活後，你也會和我一樣，健康瘦身，過得更快樂。

前言

健康瘦身，餐餐都要「均準」飲食

要建立一個完整的健康瘦身法，對我來說前提是要先透徹了解整體營養學的生理知識，再依衛福部公布的國民飲食指南依不同年齡、身體狀況依不同分量，均衡攝取六大基本食物（油脂、豆肉魚蛋奶、蔬菜、水果、全穀雜糧類、堅果、水等）。這六六食物經我們的消化系統消化吸收，產生身體細胞所需的六大營養素（脂肪、蛋白質、醣類、維生素、礦物質、水及運動、膳食纖維）。

我們所攝入的食物一定要滿足身體需要的六大營養素。食物之間有「合作」與「對抗」的關係，例如「鈣」攝取過多時，「礦物質」中的「鎂」會流失；「鎂」攝取過多時，「鈣」會流失；而礦物質與維生素之間也有此相對性關係，譬如過多的「維生素C」會造成「銅」流失、「油脂」的攝取可以幫助「脂溶性維生素A、D、E、K」的吸收，維生素，能幫助醣類代謝產生能量，若缺乏維生素，醣類便無法代謝，能量亦無法產生；而維生素也參與了蛋白質代謝過程，人一但缺少維生素，將使蛋白質無法分解，相對也無法正常地去合成身體機能中所需的蛋白質。

一般都以為只要三餐食物總合起來能夠維持一天的營養均衡即可，但事實不然，必須每一餐都要均衡，**且每一餐內容都要包括油脂、蛋白質、蔬菜、水果、堅果再加上全穀飯，如此才能將各類食物相融合以讓整個食物完整消化吸收產生作用，而提升身體的免疫能力，讓身體發揮最大的效益**，想要瘦身減重也必須回到這樣的概念去攝取食物。

如果每餐吃下的食物不均衡，例如：早餐吃燕麥、中餐吃蔬菜、下午點心是水果、晚餐吃肉，如此作法，每餐的食物都不均衡，對身體並沒有促進健康的效益。另外，也不宜因為喜好某類食物，就一直吃單一種食物，長久如此，營養必然失衡。正確的飲食方式應該是餐餐都有蛋白質（動、植物性皆可）、蔬菜、水果、油脂、全穀飯等，讓身體的消化道消化吸收最充分的營養素。

想要減重者，若能先了解自己一天究竟需要多少卡路里，再去計算所吃的食物的熱量有多少，就可以有計畫的減重。即使要快速減重，也一定要在均衡的飲食下，減少各種食物的卡路里攝取，而不是激烈的節食、不吃。例如：早餐可吃二～三兩的動／植物性蛋白質，加上一碗蔬菜、一碗水果、三分之一碗的五穀飯，午、晚餐亦是如此攝食，必然可漸進達到瘦身的目的。

不過，你知道自己一日活動所需熱量是多少嗎？知道怎麼測量食物熱量嗎？一個成年人一日所需的熱量是人體基礎代謝率、活動所需熱量、消化食物所需熱量的總合。人體的「基礎代謝率」，約佔人體總熱量消耗的65～70％；身體活動所需的熱量，約佔總熱量消耗的15～30％；消化食物所需的熱量，約佔總熱量的10％。

麻煩的是，大部分的人都不會計算食物的熱量。坊間教大家測量食物熱量的說法這麼多，可是你究竟了不了解，會不會算呢？本書所強調的就是用最簡單方便的測量方法（用杯、碗、湯匙與自己的手掌等），讓你餐餐都聰明吃、安心吃。

人的新陳代謝從二十五歲就開始漸漸下降，至五十歲時就下降

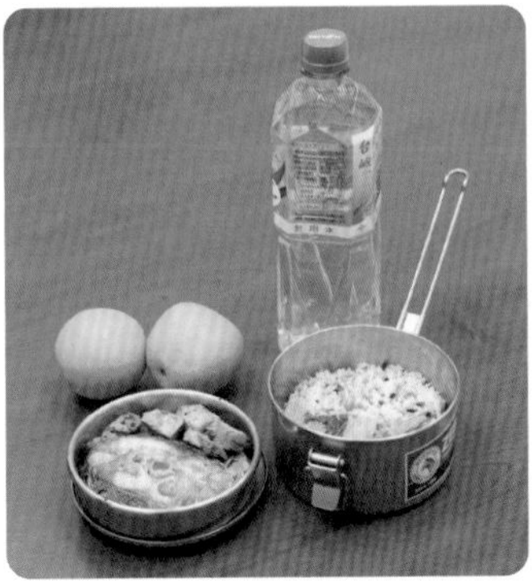

我現在每天的午餐便當，都依照「均準飲食」的概念搭配食材及分配份量。

到70%，也就是說吃同樣的食物，年齡不同吸收的能力就不同，基礎代謝率也下降了許多。成年期的身體機能仍算完善，身心也都屬充實飽滿的時期，但因基礎代謝下降，所以更要留意營養的管理，飲食生活要始為進入老化成年期做準備。應採取低鹽、低脂的飲食政策，多吃抗氧化蔬菜，讓身體的健康情形能趨於穩定。從這個時期開始，熱量僅能需要適量的消耗，所以你已沒有資格吃大魚大肉，也不能有過量碳水化合物攝取，以避免脂肪囤積而影響健康。

日本有位營養學者將五十歲對碳水化合物的攝取，做一些區分，五十歲以前叫做醣化引擎，也就是說因代謝能力好，可多攝取碳水化合物，五十歲以後叫做粒腺體引擎，此時就要少攝取碳水化合物了。

回到儉樸自然的生活，力行飲食之均衡，更別忘了每日早晚做三十～四十分鐘快走有氧運動，如此一來，週而復始，必可走上健康瘦身之路。

Part I

減掉「可怕」數字

減重困難嗎？我說一點都不難，難的在於「有心」！
從我成功減重的經驗得知，
想要有效減重，六大營養素缺一不可，
要靠「餓肚子」變苗條，簡直是緣木求魚。

Chapter 1 瘦子滿街跑，只有自己圓滾滾

每個人都希望擁有纖瘦窈窕的身材，每天努力和肥胖奮戰，無奈就算天天狂運動、食量像隻小鳥、喝水就飽，還是瘦不了！不然，就是瘦了又胖，體重就像溜溜球，向下溜一下就再往上跑，總是無法停駐在一個讓人滿意的數值。

「瘦不了」的痛，你有嗎？

大部分的人都以為少吃一點、多動幾下、餓個幾餐就能瘦，其實沒這麼簡單！三餐減成一餐或是吃的東西跳脫六大營養素、只靠單一食物減肥、或以代餐度日、或只攝取某些營養、或排拒某些食物或營養素……的話，減重的成效就像空中閣樓，隨時會崩塌。

「肥胖」讓人愁啊！

坐著肚子疊三層、站著膨肚向前凸，走不快、跑不動、吃飽了就犯睏、做事慢吞吞、睡覺打呼嚕，容易流汗、體味重，還有身體多病痛、易犯懶……。

想當初，我也曾是胖子一族，雖然肥胖帶來的問題不若以上的描述那麼多，但卻也日日得和伴隨肥胖而來的慢性疾病為伍，像是高血壓、高血脂、鼾聲如雷、呼吸中止症……都沒少得到，為了減掉一身病，我拚命減肥，天天做操、做運動，三餐蔬果、不食油脂肉類，以為這樣雙管齊下，必然能夠恢復青春美好的體態，殊不知，沒有正確而充足的營養素支持，即使瘦得再快也沒用，復胖的速度只會更快、

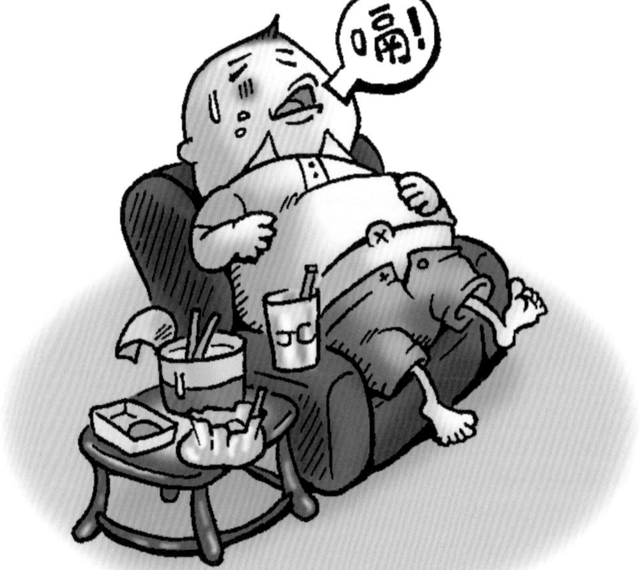

更驚人。

可喜的是，現在的我找對減重方式，成功瘦身，身材恢復一如年輕正盛的時候，一年多以來，體重數字始終維持穩定，精神好、體力佳，過去困擾多時的慢性病也通通消失得無影無蹤。**減重困難嗎？我說一點都不難，難的在於「有心」！**想當初，為了想瘦一點，我也是煞費心思，如今維持體重計上的數字已經是輕而易舉，甚至可以隨心所欲地增加一兩公斤或減個一兩公斤！一路走來，雖然不能說是非常艱辛，不過也不輕鬆。總歸一句，想要有效減重，六大營養素缺一不可，要靠「餓肚子」變苗條，簡直是緣木求魚。

減重方法百百款，你試過幾種？

「瘦不了」是許多人心中的痛！也許你已嘗試過千方百計，無奈就是與「瘦」無緣，你可曾細數過自己已經嘗試過多少減肥方法嗎？是不是常常稍微有點成績，就故態復萌呢？

坊間流傳著許多種方法，乍聽、乍聞、乍看之下似乎很有道理，親身嘗試過後，好像也頗有那麼一回事，問題是：不是很難持之以恆，就是一下子就恢復原狀……，總是沒辦法長期維持一個漂亮的數字。根據我個人的親身體驗，**減重真的不難，可是絕對不能違背均衡且充足攝取六大類食物與營養。**

許多似是而非的減重論調，如「攝取的熱量越少，越瘦」、「不吃澱粉就會瘦」、「吃肉就好，不要吃飯」、「晚餐不要吃」或「全蔬食最理想」等，有些方法要求偏食某種食物或營養素，有些方法則是要求單一進食某類食物或營養，無論前者或後者，也許一時間效果卓著，但總是不

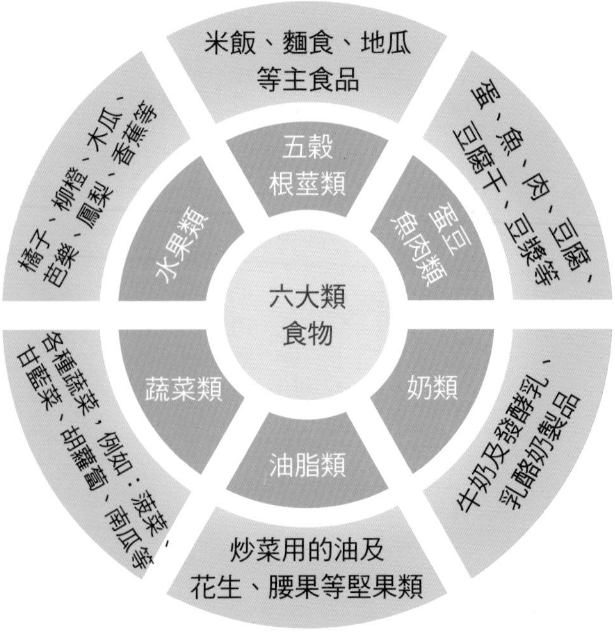

圖 六大類食物表

能長久維持下去，甚至久了之後就會出現營養失衡、不足、過剩的問題，對健康影響頗大。其次，我知道許多年輕女性為了愛美或要迅速獲得減重的成果，會乾脆禁食，這種做法老實說挺危險的，不但對健康不好，也會影響女性最重視的身體曲線。

所有有效的減重如果沒有回歸均衡飲食，都將很難持之以恆，也一定會有短期顯效、長期失效的情形，絕對會伴隨溜溜球效應。任何宣稱可以急速減肥的方法，若不小心就可能傷身，以下舉例不正確的減重方式所可能導致的後果。

1．**禁食法**：身體所需營養素完全無法吸取，雖然體重會急速減下，但基礎代謝率也勢必會隨之下降，影響代謝功能，肌肉一定流失，甚至對腎臟功能有不好的影響。

2．**吃甜食及零食減重法**：吃甜食及零食除了有熱量的問題外，也有食品添加物之疑慮，不僅無法補充身體所需的蛋白質、礦物質、維生素、膳食纖維等營養素，也一定會造成肌肉流失。

3．**高蛋白飲食法（即阿金減肥法）**：就是主張不吃蔬菜、水果及碳水化合物，所以會造成身體欠缺維生素、礦物質，致營養不均衡，易造成腎臟及腦部損傷，可能會酮酸中毒，及產生電解質不平衡的情形。

4．單一食物飲食法：只吃蔬菜或水果，不攝取油脂與蛋白質類的食物，會令身體所需能量不足，且無法持久，易造成肌肉流失。

5．極低脂飲食法：脂肪是由碳、氫、氧的原子組成，主要以皮下脂肪的形式儲存，亦有少量儲存於肌肉細胞內，還有一部分存在於血漿之中，除供應身體所需熱量外，它也是構成細胞的重要成分；而且有保溫、保護體內重要器官和滋潤皮膚之功能。由於脂肪會減緩腸胃蠕動，所以停留在胃部要四至五個小時，讓人有飽足感。身體所需脂肪約占每日總熱量的三〇%，脂肪酸分成飽和脂肪酸及不飽和脂肪酸兩種，若缺乏脂肪酸，將導致皮膚乾燥、頭髮無光澤、氣色不佳。

總之，想要減重的讀者，**請先從了解自己的身體狀況做起，唯有維持身體健康，才能保持漂亮的體重數字，並且持之以恆，不失控。**

我們吃下的熱量都往哪裡去了？

有多少人孜孜不倦、日復一日地困在飢餓地獄、運動監牢中，卻依然體重過人、體型不減，或是減了重卻身體大傷，得不償失！想過沒，這麼努力，卻沒有好結果的原因何在？減重要減在刀口上，但不能傷了健康；想要健康瘦身，就應該了解讓身體變肥胖的究竟哪個部分，而不是不管三七二十一，只要瘦就好。

一、讓你輕飄飄的數字密碼

正常人除去骨頭的重量後，肌肉、臟器及血液主要由碳水化合物及脂肪所構成，以一個體重六十五公斤的人為例，熱量的庫存中，碳水化合物與脂肪的比例分配如下表。

人體碳水化合物及脂肪比例（以65公斤的人為例）

碳水化合物（CHO）		
葡萄糖（Glucose）	12g	48Kcal
肝醣（Glycogen） （其中100g儲存於肝臟中、350g存在肌肉中）	450g	1800Kcal
脂肪（Fat）		
三酸甘油脂（Triglyceride）	15kg	135,000Kcal
蛋白質（Protein）	12.5kg	50,000Kcal

參考右頁數字，可以自行判斷自己體內有多大比例屬於可提供熱量燃燒的碳水化合物，依此便可以分析出自己需要攝取的熱量要保持在多少數字下可以完全燃燒完，而不囤積。同理，也能理解自己的身體有多大的比例是被脂肪所占據。想要健康、想要瘦身，就應該從理解自己的身體密碼開始。

正常人全身的血液約為五公升，血液中的葡萄糖量是恆定的，人體各部分活動所需要的能量也是穩定的，一日內能夠消耗掉的熱量是多少並不會有太大變化，因此吃下肚子的食物轉換成多少熱量，可以在當天內被使用殆盡是可以估算出來的，只要不超出身體活動的使用量，一般是不用擔心有多餘的熱量囤積造成肥胖。

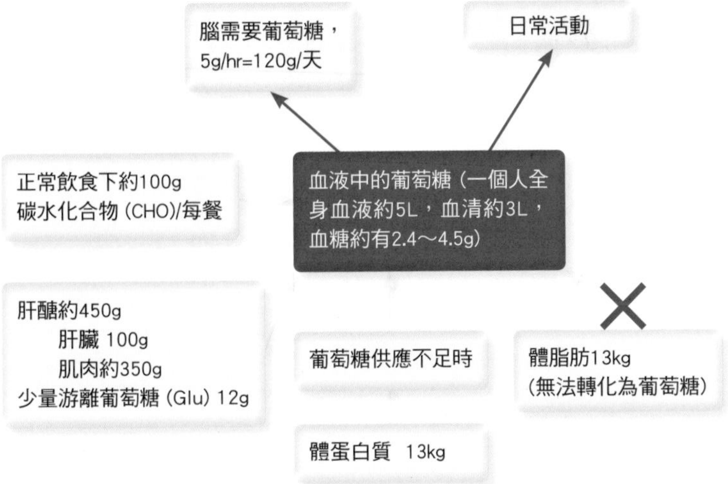

人體內葡萄糖／熱量營養素的應用

二、你以為自己瘦了嗎？其實，身體欺騙了你

食物中能夠帶給人體能量的莫過於碳水化合物、油脂與蛋白質，前者如澱粉，後者如橄欖油、苦茶油與魚肉蛋奶豆等。這些食物進入身體經過腸胃道、肝臟的加工，將營養素分門別類地送到指定地點，提供人體的營養與活動需要。

以現代人來說，一天三餐吃下來幾乎沒有吃不飽、熱量不足的疑慮，只有過剩的問題，而這些過剩的葡萄糖、脂肪與蛋白質該怎麼辦呢？放心，我們的肝臟會把它們給儲存起來，作為戰備能源（肝醣）。所以說，當你參加世界展望會的飢餓三十活動時，肝臟儲存起來的這些能源就能派上用場。

按照食物消化、熱量消耗的時間表，我們吃下肚子裡的食物約在四～五個小時內就會消化完畢；換句話說，最遲五個小時，如果沒有補充些食物，身體就會自動提出肝醣來使用。可是肝醣的儲存量有限，大概只夠使用十二～十六個小時就不足了，於是人體便啟動糖質新生作用來產生葡萄糖，也就是向肌肉求救，讓肌肉分解胺基酸，胺基酸脫胺後剩下碳鏈，會進入

肝臟並變成葡萄糖，然後釋放進入血液中，將乳酸、胺基酸及某些脂肪酸等養分轉變為葡萄糖，繼續提供人體使用。蛋白質一旦開始燃燒，身體就會發出警訊，自我警戒「能量不足，減少運作」，所以身體的新陳代謝率便會下降，就像熊冬眠一樣，身體會保持最低的能量需求，盡量延長可以使用的時間。

節食會讓身體產生一連串變化，前期是肝醣開始分解、身體急速脫水，造成體重減輕的假象；到了中期則肌肉開始分解、基礎代謝率下降，減掉了「非脂肪組織」，包含肌肉、骨骼、內臟組織以及水分，亦即去除脂肪與骨骼後身體的淨體重，又稱為「精瘦組織」，等於少了「脂肪的燃燒器」；到了後期則脂肪分解、體重下降緩慢，這時減重者會以為脂肪已經減除，所以開始進食，反而造成脂肪堆積。

健康瘦身不可不知

糖質新生作用

是一種人體自我保護的機轉。當人體內葡萄糖過低時，即發出警告並提升血糖作用，以應付血糖過低的問題。

人體會將多餘的熱量儲存為肝醣。當體內血糖過低時即會釋出，經由肝醣分解作用，產生葡萄糖。可是肝醣的儲存量只足夠使用約12至16個小時，超過這個時間，就需要糖質新生作用，將乳酸、胺基酸及某些脂肪酸等轉化為葡萄糖，供人體需要。

三、按照消化時間表進食，吃得飽又不怕胖

老一輩的人都說：「一日三餐」。一點都不錯，從消化道排空的時間推算，扣除正常睡眠時間八小時及晚間進餐後至睡眠前的空檔，一日三餐，恰可推分四～五個小時進一餐，剛好是食物在消化道中四個小時就差不多消化一空的時間，這個時候若能抓緊時間進食，讓消化道排空的時間不致拖延過久，也不會燃燒到肝醣，則人體新陳代謝必然順暢，不降低。

最怕就是怕有些讀者奉行「不吃則瘦」的信條，硬生生將每日三餐減為兩餐甚至一餐，讓消化道清空的時間太久（從下圖，可知食物約五個小時即已進入直腸，預備排空），迫得身體不得不啟動替代能源（肝醣或蛋白質等），使得新陳代謝力下降，反倒收不到健康減重的效果。（相關資料請參考作者的《35921代謝平衡，健康瘦身》）

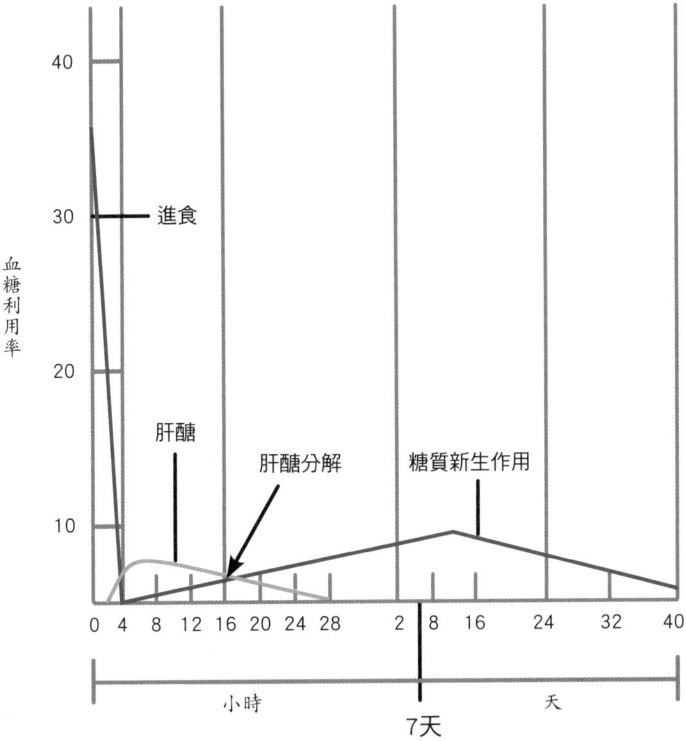
40
30
20
10
進食
血糖利用率
肝醣
肝醣分解
糖質新生作用
0 4 8 12 16 20 24 28
2 8 16 24 32 40
小時
天
7天

血液中葡萄糖的消耗

避免減重失敗的六大認知

為什麼會發胖？為什麼瘦不了？關鍵並不在於吃多、吃少，而是吃的內容、順序、習慣對不對！

一、節食不是萬靈丹

很多人都以為靠減食就可以減重，因為一公克蛋白質等於四大卡、一公克脂肪等於九大卡、一公克碳水化物是四大卡、一公克膳食纖維是二大卡、一公克酒精則高達七大卡熱量，所以拚命拒絕蛋白質、油脂、澱粉，只吃蔬果，但如此一來，營養不均衡，吃得太少也降低基礎代謝率，初期雖然效果卓著，但經過一段時間後，又會復胖，實在不是好方法。靠節食來減重的人往往體脂肪較高，外表看起來瘦瘦的，其實並不健康，體內充滿飽和脂肪酸，膽固醇高，累積很多脂肪，如果加上不做運動，肌肉量必定較低，就像個「泡芙人」。

大部分的人都不明白**過度節食減掉的不是脂肪而是肌肉**。一般的成年男

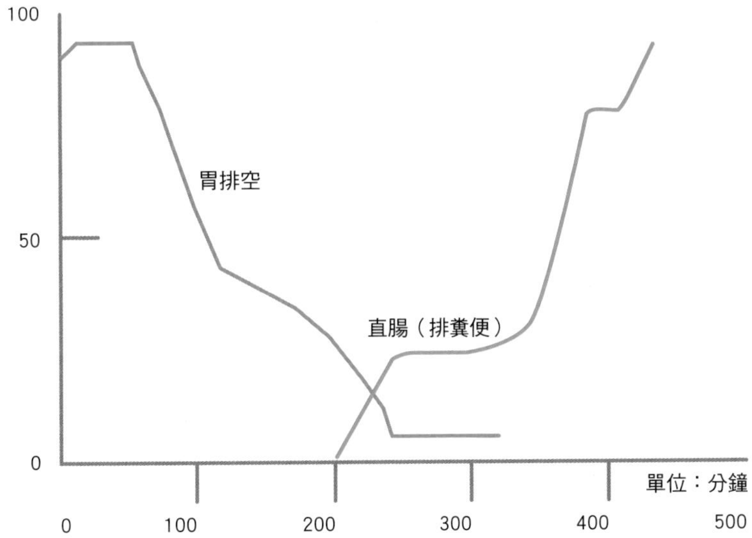

消化道排空進程

性每天的基礎代謝率大約是一五〇〇大卡、成年女性是一二〇〇大卡，如果每日攝取的熱量低於這個數值，則肌肉和水分的流失即大於脂肪；肌肉一旦流失又不做運動，肌肉就補不回來。少吃不運動，會讓體內的血糖迅速降低。為了維持正常的血糖濃度，讓身體順利運轉，會把肝醣（肝臟與肌肉以肝醣的形式儲存葡萄糖）轉化為葡萄糖釋放到血液中。但肝醣有限，一旦耗損，血糖下降，此時若無進食以補充葡萄糖，則肌肉就會成為血糖唯一來源（蛋白質分解為胺基酸，胺基酸脫胺後剩下碳鏈會進入肝臟代謝出葡萄糖，釋放到血液為血糖）。身體透過這種方式維持血糖濃度，會減少肌肉量，是減重過程中最不希望發生的。

所以**節食並無法健康減重，在均衡飲食下，每日攝取的熱量至少要維持基礎代謝率，每天做三十分鐘有氧運動，可增加肌肉組織、燃燒脂肪。**遇到停滯期，就再增加有氧運動量，並搭配輕量的無氧運動，無氧運動雖無法增加肌肉組織，但有助於消耗熱量。

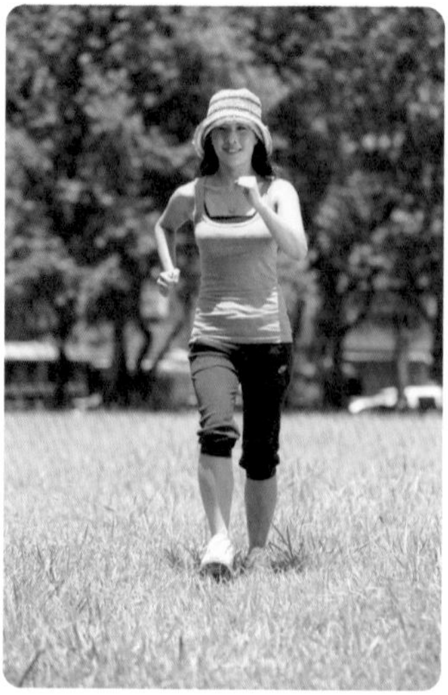

二、熱量攝取不能低於基礎代謝率

很多人迷信只要攝取的熱量夠少，也就是吃得夠少，就不會胖或會瘦下來，有多少人是這樣在辛辛苦苦控制體重的？老是在飢餓的邊緣打轉，永遠都沒吃飽過！

其實，如果你的熱量攝取低於身體的基礎代謝率，減重的效果會適得其反。我們的身體具有自我保護的能力，當它察覺需要的熱量不夠了，就會自動調整基礎代謝率至相符合的熱量，如果實在不行了，則會自動將儲存在肝臟的肝醣借出來用，也就是說，肝醣會被自動釋出並轉化為葡萄糖，供身體活動之需。肝醣一旦被釋出，儲存在肝臟裡的能量都被用掉了，新

健康瘦身不可不知

慢食，吃出食物真滋味

吃得越快，就會吃得越多，吃得越多，就會越胖。降低進食的速度，慢慢吃、專心吃，就能有效減少熱量的攝取，達到減重的目的。

- **用餐時間最少吃二十分鐘：**由於胃部需要二十分鐘才能完整傳遞訊息給大腦，用餐時間延長到二十分鐘以上，大腦才能接收到「飽」的訊息。
- **每口至少咀嚼三十下：**多多咀嚼可讓食物與唾液充分混合，幫助消化，以及增加飽足感，避免過食。
- **專心用餐：**一邊吃飯，一邊看電視、看書……，會阻礙大腦接收「吃飽了」的訊息，以致不知不覺中吃得更多。專心吃飯，大腦才能即時接收「飽足」的資訊。
- **以粗食取代精食：**「粗食」需要較多時間咀嚼及消化，所以血糖上升的速度較緩慢，較不會導致脂肪堆積。

的能量卻還來不及補上，亦即沒有即時進食補充熱量，肝臟就會受到損傷，當肝臟受到損傷，即使補上熱量也無法補救傷害了。所以，就算要減肥，也要注意熱量攝取不能低於基礎代謝率。

根據世界衛生組織出版之《熱量與蛋白質攝取量》一書，一個健康的成年女性，每天至少需要攝取一八〇〇～一九〇〇大卡的熱量，成年男性則需攝取一九八〇～二三四〇大卡的熱量；其中，人體每日所需的熱量中蛋白質應占一五％、碳水化合物（醣類）應占五十五％、脂肪則以不超過三〇％為原則。所以，熱量與五大營養素之間有一定的關係，很多人以為只吃碳水化合物，不吃脂肪類的食物，就可以達到減肥的功效，事實不然，依據很多相關經驗，只吃碳水化合物仍然會胖，且三酸甘油脂會較高。

另外，《中國時報》的報導〈別再怪脂肪，是碳水化合物害你胖〉指出，過去人們總認為脂肪是導致肥胖的元兇，但越來越多營養學者把矛頭指向碳水化合物。加州大學戴維斯分校營養生化學家費尼於二〇〇八年發表的報告中，以四十名過重或肥胖者

13~15	16~18	19~24	25~49	50~74	75~
2800	3200	3000	2700	2300	2000
2200	2100	2100	1900	1800	1700
+300卡路里					

進行實驗，以所有人每日攝取一五〇〇大卡熱量的原則下，半數人採低脂高醣的飲食方式，其餘則為低醣高脂；經過十二週，採低醣高脂的實驗者，其三酸甘油脂的濃度下降五〇%、膽固醇上升一五%；低脂高醣者，其三酸甘油脂僅下降二〇%、膽固醇濃度不變。

基於以上所述，我們除減少熱量攝取之外，仍需注重均衡飲食之攝取。本書中所提及之六大營養素，都必須在每天的三餐中攝取。攝取的標準可查閱國健署發布之飲食指出與膳食營養素參考攝取量等資料。

人體所需的熱量會因人而異，視勞動的情形、年齡大小、氣候變化、體型體重和健康狀況而定。這些熱量來自於食物中的脂肪、碳水化合物、蛋白質，所攝入的能量供應人體一日活動所需。**我們要注意吃進食物的熱量不能大於消耗的熱量，並遵守「八分飽、二分空」的原則，就可達到健康瘦身的目的。**

表 **每人每天所需熱量（卡路里數）**

年齡（歲）	1	2~3	4~6	7~9	10~12
男性	1100	1300	1800	2200	2500
女性	1100	1300	1800	1900	2200
懷孕期（額外營養）：首3個月+100卡路里、次3個月+300卡路里、最後3個月					
哺孕期（額外營養）：哺乳期間 +450 卡路里					

三、飲食內容不控制，是越減越肥的幫凶

飲食控制可以說是減重的最重要關鍵，若不控制，即便是努力運動也是罔效。既要掌控好攝取的總熱量，也要注意食物的營養成分，不要以為熱量低就沒事，攝取太多油脂或使用不好的烹飪方法烹調食物，也都會讓你發胖。**理想的烹調方式是水煮，其次是燙、蒸，再其次是滷、烤，最不理想的方式是炸、煎、燴。**

而飲食的內容也會影響減重的成效，最忌吃得不均衡。例如，許多女孩子因為怕胖而拒吃澱粉，殊不知澱粉是人體主要的熱量來源，是身體活動的主要能量，不吃澱粉不僅會讓你沒有體力，基礎代謝率也無法提升。有人偏食大量的蔬果，不但少攝取澱粉，連蛋白質都一併拒絕，結果導致身體誤吸大量水分，反而水腫。或是以蔬果作正餐，無意中反而增加糖分攝取，其他營養素也缺乏。其他像只吃肉、不吃飯也是很危險的方式，會對肝腎造成負擔，超過三個月就可能導致酮酸中毒症。澱粉對人體其實很重要，不僅可以提供飽足感，也是維持血糖平衡、提供身體活動熱量的主角，若要靠不吃澱

粉減肥，體重可能會忽上忽下；**若調整澱粉攝取，最好的方式是捨棄不好的澱粉來源，如精製米、精製麵粉等，改以地瓜、山藥等抗性（優質）澱粉來源取代。**

我們的身體很聰明，隨時都會自我調整，以配合自己的生活方式。譬如說，一日三餐硬減為一日兩餐，為了維持身體活動的能量及配合下次進食時間延後，我們的身體會自動增加每次進食的份量、增加熱量的攝取，如此一來，反而吃得多，怎麼可能瘦得了？

有些人為圖速瘦，可能直接不吃晚餐，短時間內可以看到很亮麗的效果，不過長期下來，會因為營養失衡導致身體消耗熱量的能力下降，體重總會回來的。正確的飲食方式不僅要一日三餐，且營養要均衡、兼顧六大營養素，並且要有方法的少吃。

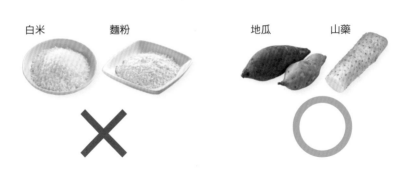

國人膳食營養素參考攝取量（修正第八版）

營養素	熱量(2)(3)		蛋白質(4)	
單位 年齡(1)	大卡(kcal)		公克(g)	
0-6月	100/公斤		2.3/公斤	
7-12月	90/公斤		2.1/公斤	
	男	女	男	女
1 - 3歲				
(稍低)	1150	1150	20	
(適度)	1350	1350		
4-6歲				
(稍低)	1550	1400	30	
(適度)	1800	1650		
7-9歲				
(稍低)	1800	1650	40	
(適度)	2100	1900		
10-12歲				
(稍低)	2050	1950	55	50
(適度)	2350	2250		
13-15歲				
(稍低)	2400	2050	70	60
(適度)	2800	2350		
16-18歲				
(低)	2150	1650		
(稍低)	2500	1900	75	55
(適度)	2900	2250		
(高)	3350	2550		
19-30歲				
(低)	1850	1450		
(稍低)	2150	1650	60	50
(適度)	2400	1900		
(高)	2700	2100		

國人膳食營養素參考攝取量（修正第八版）

營養素	熱量(2)(3)		蛋白質(4)	
單位 年齡(1)	大卡(kcal)		公克(g)	
	男	女	男	女
31-50歲			60	50
(低)	1800	1450		
(稍低)	2100	1650		
(適度)	2400	1900		
(高)	2650	2100		
51-70歲			55	50
(低)	1700	1400		
(稍低)	1950	1600		
(適度)	2250	1800		
(高)	2500	2000		
71歲-			60	50
(低)	1650	1300		
(稍低)	1900	1500		
(適度)	2150	1700		

(1) 年齡係以足歲計算。
(2) 1大卡(Cal；kcal)=4.184仟焦耳(kj)
(3)「低、稍低、適度、高」表示生活活動強度之程度。
(4) 動物性蛋白在總蛋白質中的比例，1歲以下的嬰兒以占2/3以上為宜。

國人營養素參考攝取量（修正第八版）

		AI	AI	AI	
	維生素A (6)	維生素D (7)	維生素E (8)	維生素K	維生素C
單位 年齡	微克 （μg RE）	微克 （μg）	毫克 （mg α-TE）	微克 （μg）	毫克 （mg）
0-6月	AI=400	10	3	2	AI=40
7-12月	AI=400	10	4	2.5	AI=50
1-3歲	400	10	5	30	40
4-6歲	400	10	6	55	50
7-9歲	400	10	8	55	60
10-12歲	男500 女500	10	10	60	80
13-15歲	男600 女500	10	12	75	100
16-18歲	男700 女500	10	13	75	100
19-30歲	男600 女500	10	12	男120 女90	100
31-50歲	男600 女500	10	12	男120 女90	100
51-70歲	男600 女500	15	12	男120 女90	100
70歲	男600 女500	15	12	男120 女90	100

國人營養素參考攝取量（修正第八版）

	維生素B1	維生素B2	菸鹼素(9)	維生素B6	維生素B12
單位 年齡	毫克 (mg)	毫克 (mg)	毫克 (mg NE)	毫克 (mg)	微克 (μg)
0-6月	AI=0.3	AI=0.3	AI=2	AI=0.1	AI=0.4
7-12月	AI=0.3	AI=0.4	AI=4	AI=0.3	AI=0.6
1-3歲	0.6	0.7	9	0.5	0.9
4-6歲	男0.9 女0.8	男1 女0.9	男12 女11	0.6	1.2
7-9歲	男1 女0.9	男1.2 女1	男14 女12	0.8	1.5
10-12歲	男1.1 女1.1	男1.3 女1.2	男15 女15	1.3	男2 女2.2
13-15歲	男1.3 女1.1	男1.5 女1.3	男18 女15	男1.4 女1.3	2.4
16-18歲	男1.4 女1.1	男1.6	男18 女15	男1.5 女1.3	2.4
19-30歲	男1.2 女0.9	男1.3 女1	男16 女14	男1.5 女1.5	2.4
31-50歲	男1.2 女0.9	男1.3 女1	男16 女14	男1.5 女1.5	2.4
51-70歲	男1.2 女0.9	男1.3 女1	男16 女14	男1.6 女1.6	2.4
70歲	男1.2 女0.9	男1.3 女1	男1.6 女14	男1.6 女1.6	2.4

國人營養素參考攝取量（修正第八版）

		AI	AI	AI	AI
	葉酸	膽素	生物素	泛酸	鈣
單位 年齡	微克 (μg)	毫克 (mg)	微克 (μg)	毫克 (mg)	毫克 (mg)
0-6月	AI=70	140	5	1.7	300
7-12月	AI=85	160	6.5	1.8	400
1-3歲	170	180	9	2	500
4-6歲	200	220	12	2.5	600
7-9歲	250	280	16	3	800
10-12歲	300	350	20	4	1000
13-15歲	400	男460 女380	25	4.5	1200
16-18歲	400	男500 女370	27	5	1200
19-30歲	400	男450 女390	30	5	1000
31-50歲	400	男450 女390	30	5	1000
51-70歲	400	男450 女390	30	5	1000
70歲	400	男450 女390	30	5	1000

國人營養素參考攝取量（修正第八版）

	AI			AI	
	磷	鎂	鐵(5)	鋅	碘
單位 年齡	毫克 (mg)	毫克 (mg)	毫克 (mg)	毫克 (mg)	微克 (μg)
0-6月	200	AI=25	7	5	AI=110
7-12月	300	AI=70	10	5	AI=130
1-3歲	400	80	10	5	65
4-6歲	500	120	10	5	90
7-9歲	600	170	10	8	100
10-12歲	3800	男230 女230	15	10	120
13-15歲	1000	男350 女320	15	男15 女12	150
16-18歲	1000	男390 女330	15	男15 女12	150
19-30歲	800	男380 女320	男10 女15	男15 女12	150
31-50歲	800	男380 女320	男10 女15	男15 女12	150
51-70歲	800	男360 女310	10	男15 女12	150
70歲	800	男350 女300	10	男15 女12	150

國人營養素參考攝取量（修正第八版）

		AI
營養素	硒	氟
單位 年齡	微克 (μg)	毫克 (mg)
0-6月	AI=15	0.1
7-12月	AI=20	0.4
1-3歲	20	0.7
4-6歲	25	1
7-9歲	30	1.5
10-12歲	40	2
13-15歲	50	3
16-18歲	55	3
19-30歲	55	3
31-50歲	55	3
51-70歲	55	3
70歲	55	3

*表中未標明AI(足夠攝取量Adequate Intakes)值者，即為RDA(建議量Recommended Dietary allowance)值

(5) 日常國人膳食中之鐵質攝取量，不足以彌補婦女懷孕、分娩失血及泌乳時之損失，建議自懷孕第三期至分娩後兩個月內每日另以鐵鹽供給30毫克之鐵質。

(6) R.E.(Retinol Equivalent)即視網醇當量。1μg R.E.=1μg視網醇(Retinol)=6μg β-胡蘿蔔素(β-Carotene)

(7) 維生素D係以維生素D3(Cholecalciferol)為計量標準。1μg=40 I.U.維生素D3

(8) α-T.E.(α-Tocopherol Equivalent)即α-生育醇當量。1mg α-T.E.=1mg α-Tocopherol

四、不是少吃就能瘦，怎麼吃也很重要

一個人是否健康，取決於遺傳基因、生活方式（飲食、運動、生活習慣等）及生命期，所以理想的飲食及營養要考慮不同的因素給予不同個人化的飲食需求，有些人對於特定的食物有其排斥性，係因每個人血液所需要的營養不可能完全相等，但依照國健署所公布的飲食指南指出，每一個人對食物的需求必須從油脂類、肉、魚、豆、蛋、奶、蔬果、五穀根莖類等六大類食物，依每個人每日所需的總熱量（基礎代謝率＋活動所需之熱量及消化食物所需的總熱量）之不同，攝取所需食物來滿足六大營養素（水、蛋白質、碳水化合物、脂肪、礦物質、維生素），建構身體自我療癒的能力，以達健康之目的。

若吃錯食物，例如攝取升糖指數高的食物，則易導致營養不均衡。美國、加拿大的飲食報告指出，很多人都攝取了太多能量、脂肪、飽和脂肪、反式脂肪、膽固醇、糖、鹽、酒精；相對地，全穀類、水果、蔬菜卻吃得少或不足，這樣的飲食方式容易發生心血管疾病、癌症等慢性疾病。另外也有

很多證據顯示，吃太多油炸、燒烤的食物，例如炸排骨、雞排、烤香腸、炸香菇及高熱量的便當和速食等，不但會造成脂肪攝取過量，並吃進不好的油、反式脂肪等對身體有害的加工食品添加物，這樣的攝取可能是造成肥胖及癌症早熟的原因之一。

如何在正確的時間吃進對的食物？依照國健署的建議，國人每天飲食的指南是全穀根莖類三～六碗、蔬菜三碗、水果兩碗、肉魚豆蛋四份、油脂三～六湯匙、牛奶或豆漿一～二杯。不過，我認為這只能當成一個參考原則，因為每個人的基礎代謝率及身體狀況不同，不同食物的性質及特性迥異，且三餐食物的選擇及食用時間會影響食物在消化系統中消化吸收及代謝的時間，例如：同樣是漢堡，若是在早餐食用，其所吸收的熱量會轉換成我們的能量；若是於宵夜時攝取，則所攝取的熱量會轉變成內臟脂肪。所以，在對的時間吃對的食物是很重要的，也就是說早餐要吃得營養、豐富，要吃到百分之百，蔬菜、水果、蛋白質、全穀飯都要吃得均衡；中餐要吃得好，但是不能太飽，同樣要攝取蔬菜、水果、蛋白質，換言

健康瘦身不可不知

食物這樣吃，就會瘦！

- 澱粉減半，以糙米、全麥麵等取代精製米、麵。
- 肉類減半。
- 增加蔬菜份量。
- 餐前三十分鐘，徐徐飲用600c.c.的開水。

之，要吃到七〇%；晚餐則可以吃抗性（優質）澱粉類食品（如地瓜、山藥等），含水分及糖類高的水果則應減少攝取，切忌晚上九點以後進食。

所以，吃的方式正確是很重要的，也就是說，哪類食物應該安排在哪一餐吃是要注意的，不僅關係到營養素的吸收，也與營養素能否完全運用，不至於囤積在體內，造成身體負擔有關。我認為不妨早上多吃一點，晚上少吃一點。一日之初以豪華豐盛的早餐開頭，然後是份量足夠的午餐，晚餐則宜輕薄短少。最理想的三餐份量比例是早餐十分飽、午餐七分飽、晚餐三分飽。不過不管怎麼吃，一定要營養均衡，蛋白質、脂肪、碳水化合物、礦物質、維生素、水等六大營養素都要通通到位。尤其早上最好吃植物性蛋白質，例如無糖豆漿、豆腐與各種豆類，如毛豆、扁豆等，以及各種堅果、菇蕈類。而且不只要吃，還要多

健康瘦身不可不知

三餐這樣吃，就會瘦！

- **理想三餐份量比例**：早餐十分飽、午餐七分飽、晚餐三分飽！
- **早餐**：蔬菜、水果、蛋白質、全穀飯要吃得均衡。最好吃植物性蛋白質如無糖豆漿、豆腐與各種豆類如毛豆，以及各種堅果、菇蕈類。
- **午餐**：同樣要攝取蔬菜、水果、蛋白質，吃得好但只能吃七分飽。
- **晚餐**：可以吃優質澱粉類食物，如地瓜、山藥等，減少攝取含水分及糖類高的水果。

元選擇，切莫獨沾一味。

吃東西宜慢不宜快，每一口食物都要停留在口腔中細細咀嚼，至少咬個三十下左右再吞下，讓大腦的飽食中樞知道你已吃進食物。且與唾液充分混合的食物進入胃部後有助於消化，促進身體會自動分泌一系列的激素，包括瘦體素及膽囊收縮素等。這些激素要刺激飽食中樞二十分鐘後才會有反應，快吃會讓飽食中樞來不及反應而不小心吃撐了。

細嚼慢嚥的好習慣可以提高食物吸收的比例。身體吸收充分的營養後，吃的慾望自然降低，不會對垃圾食物朝思暮想，也就比較能夠消除內臟脂肪及積存在腸胃中的毒素。

五、運動要到位，做得不夠形同沒做

運動不是有動就算，動得多也不表示有效。需要減重的人通常都是已經有一圈脂肪囤積或身型走樣，如何消除這些脂肪並恢復曲線是運動的目的，因為只靠飲食控制減重，在減掉體重數字和脂肪

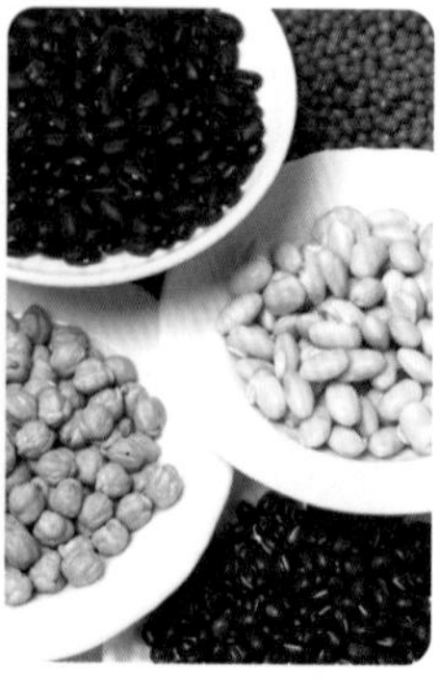

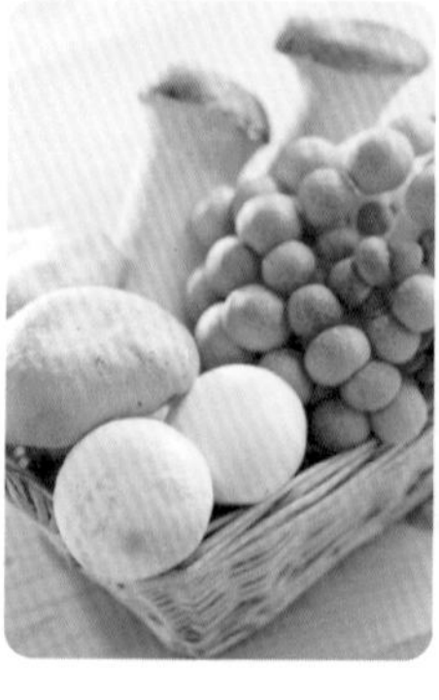

的同時，也減掉了肌肉，身材曲線如何能夠健美？

正確有效的減重運動必須把握五項原則：

最好的運動項目是有氧運動（在運動過程中一分鐘心跳可達一百三十下），同時符合以下第一項及第二項原則的運動即是有氧運動。熱量會在運動十五分鐘後才開始消耗，一日的運動量可以幫助我們消耗總熱量的二〇～三〇%，冬天時，更可以達到消耗總熱量的四〇%。不過，必須注意運動適量就好，運動過度，未必有助於減重，均衡飲食且適度運動才真正有利於健康瘦身。

哪種運動適合減重呢？散步雖然不錯，不會給膝蓋帶來太大壓力，不過因為不符合有氧運動的定義，所以效果不大。游泳效果很好，不過運動完後千萬不能進食，否則會功虧一簣。許多女性喜歡搖呼拉圈，以為可以雕塑腰部曲線，其實效果有限且容易傷及脊椎。至於**有氧快走與騎單車都是很合適各減重族群的有氧運動。**

肥胖的人慢跑容易讓雙腿受到傷害，所以體重重的人、光是站著都覺得有負擔的人，最好以快走方式來減重。一定有人會問到底

減重運動必須把握五項原則
1. 一週運動三天，每次至少持續三十分鐘。
2. 每次運動，心跳須達最大心跳速率（220－年齡）x70～75%，例如年齡為60歲，則最大心跳速率為（220－60）x70～75%＝112～120下／分鐘。
3. 運動前後需分別補充400~500 C.C.的水分。
4. 運動後避免進食。
5. 必須持續不輟。

要走多少的路、要花多少時間才可消耗一定的熱量？目前並無一定標準的計算方式，因為每個人走路的技巧和方式不同，所以消耗的熱量不一樣，減重的結果也不同。如以體重七十公斤的人一小時快走四公里的路程來看，約可消耗三百卡路里的熱量，而燃燒一公斤脂肪需消耗七七〇〇大卡，若決心透過走路減重，每日快走一小時，約二十六天才能夠成功減重一公斤。

雖然運動很辛苦而且無法快速減重，但不能不運動。運動可增加肌肉層組織、增強心肺功能，亦可增加好膽固醇及基礎代謝率。要享受健康，除了適度攝取熱量外，均衡飲食及運動也是不可或缺的。而且我們必須了解，無氧運動並不能快速消耗卡路里，有氧運動才具有讓人意想不到的健康效果。

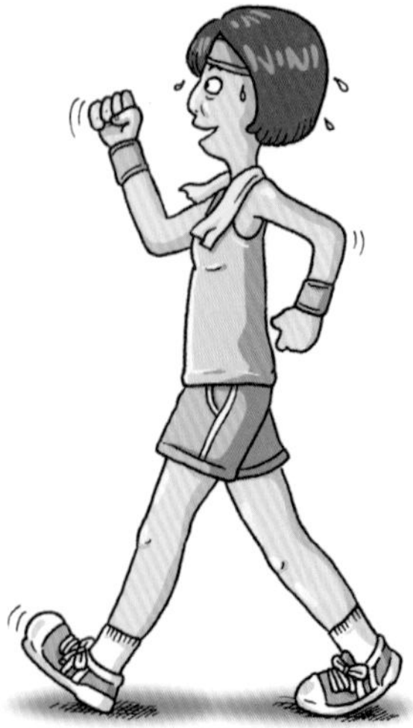

六、體重要天天量，才能自我提醒

每天量體重，有助於鞭策自己注意體重變化，隨時自我警惕。萬丈高樓平地起，體重也一樣，每天多一點點的一直往上加，稍不注意就失控，如果沒有每天量體重，很難發現自己有漸胖的情形。

除了量體重外，每天做飲食日記也可收事半功倍之效（請見第二六八頁附錄）。

1．飲食日記可幫助自己了解身體新陳代謝的狀況：連續記錄一週飲食內容及份量，有助於我們了解體重變化與食物間的連動狀況，明白吃下的每種食物中哪些對體重有影響、吃多少會造成體重數字波動，從而了解自己身體每天需要的食物份量是多少、哪些食物是身體容易消化、吸收的，也就能夠知道自己身體新陳代謝的能力如何。

2．了解體重變化的原因：飲食日記可以幫助我們了

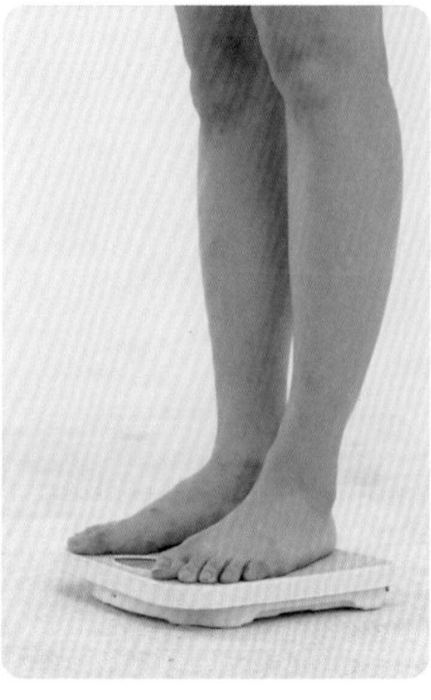

解每一公斤的體重變化。體重的增加非一夕可成，而是長期的累積，從飲食日記中，我們可以清楚知道體重上升的那一天自己吃了什麼東西，從而妥善安排飲食內容。

3．有效控制體重：經過記錄，可以歸納出會讓你體重直線上升的食物，並減少攝取。人之所以會變胖就是因為攝取的食物熱量大於消耗掉的，因此只要知道是哪些食物造成體重失控，就可以在體重增加後的一、兩天內調整飲食內容，很快地就可以消去多出的脂肪。

4．逐步改善生活和飲食習慣，讓減重成為一種快樂的生活方式：飲食日記不只可以幫助我們更有效率地減重，也有助於自我檢視飲食內容、歸納出健康的個人化飲食習慣，並成為一種生活信念，久而久之，人自然就變得健康。養成習慣後，即使不再刻意減重，也能維持讓你「好看」的數字。

飲食日記如何做？讀者們或可參考臺灣大學的「營養九九資訊網」（http://inyoung99.cloud.ntu.edu.tw）。營養九九

健康瘦身不可不知

遇到「減重停滯期」怎麼辦？

- **Step 1：**繼續堅持下去。
- **Step 2：**加速新陳代謝。
- **Step 3：**配合「腹式呼吸法」突破難關。

資訊網建置完整、資訊豐富，包含食材與食譜的查詢、自我飲食管理、BMI（身體質量指數，Body Mass Index）計算、腰臀比計算等，可協助讀者建立自己的食譜、飲食記錄與個人化的營養標準。持續建立自我飲食日誌，並以國人飲食營養建議標準比較測量，有助於你更清楚自己日常飲食的狀況，並可做長期自我飲食營養監測。推薦讀者善加利用，讓自己瘦得健康、瘦得漂亮。

健康瘦身不可不知

我國成人肥胖定義及標準值

身體質量指數(body mass index, BMI)

BMI=體重(公斤) /身高^2(公尺^2)

成人肥胖定義	**身體質量指數（BMI）（kg/m^2）**	**腰圍（cm）**
體重過輕	BMI＜18.5	-
健康體位	18.5≦BMI＜24	-
體位異常	過重：24≦BMI＜27 輕度肥胖：27≦BMI＜30 中度肥胖：30≦BMI＜35 重度肥胖：BMI≧35	男性：≧90公分 女性：≧80公分

資料來源：衛生福利部國民健康署

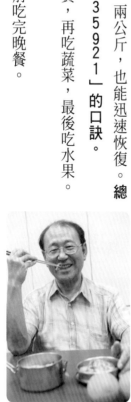

「35921」不能只是口號，落實才有效——我就是這麼瘦下來的！

以前的我很胖，身旁的親朋好友都看過我「身負重任」的模樣，當時的我痼疾纏身、精神傾頹、體力不佳，日子可以說是過得很辛苦，夜間因嚴重打鼾、呼吸中止症而不能好好睡眠，日間卻又因為公務纏身也沒辦法獲得休息，備嚐肥胖帶來的艱辛後，我決心拋開肥胖、重新找回輕盈人「身」，歷經多月的努力，目前的我身高一百六十八公分、體重六十四或六十五公斤、BMI值為二十二．六七，完全符合國民健康保險局的標準，體重始終維持在令人滿意的數字，即使偶爾超過一兩公斤，也能迅速恢復。**總歸我的減重心得，非常簡單，就是「35921」的口訣。**

3：一天只吃三餐，先吃蛋白質，再吃蔬菜，最後吃水果。

5：餐與餐之間間隔五小時。

9：拒絕宵夜誘惑，晚上九點前吃完晚餐。

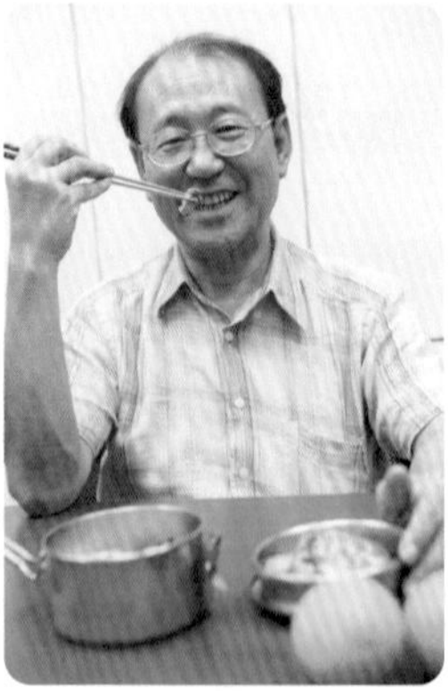

用餐時，第一口先從蛋白質吃起。

2：每天最少喝二〇〇〇西西含鉀鈉鈣鎂的水。

1：每天早餐一顆蘋果或芭樂。

不管是外食或自備三餐，只要掌握這個口訣，維持體重並非難事。自從我將自己的減重經驗與心得歸納為這五項原則，並將之融入日常生活、確實執行後，維持理想的體重就彷彿呼吸一樣的自然簡單，我的身體自然而然地遵循著健康的方式生活著，即使偶爾因為工作或人際往來需要而有點跳脫，但總是很快就能回到健康常軌，不需要特殊助力，就能自行調整到最佳狀態，讓我在日常生活、工作各方面都能保持最佳戰鬥力，永遠都精神奕奕。

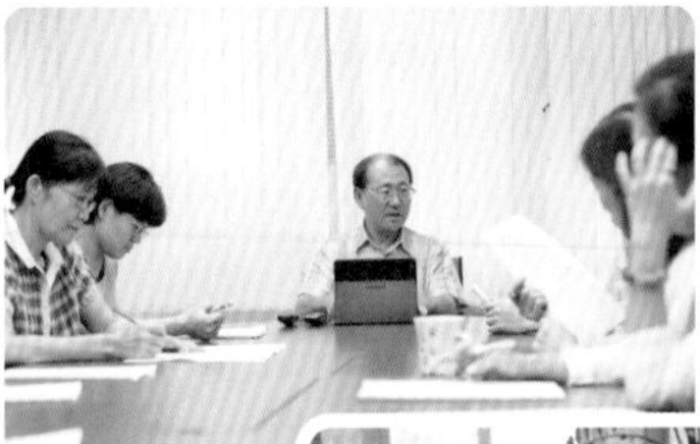

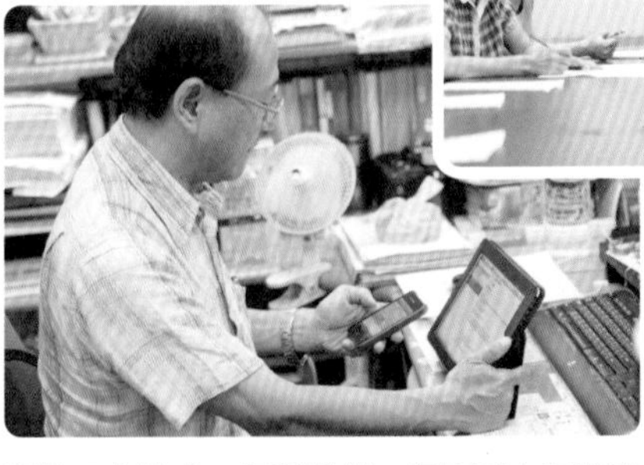

即使工作忙碌，行程滿檔，仍不要忘記落實「35921」及「均準飲食」的健康飲食法。

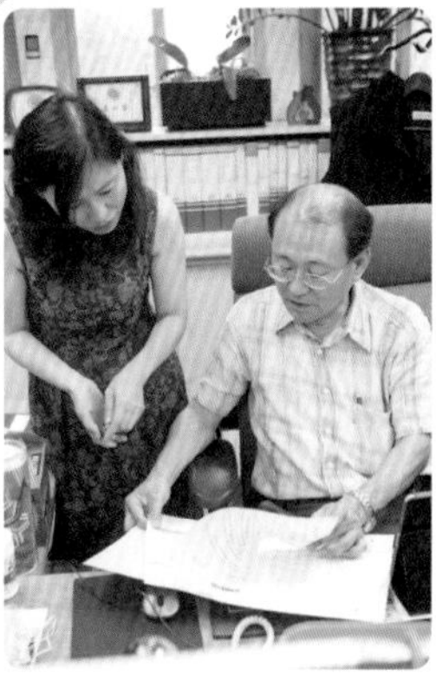

健康瘦身一定要懂的十二個知識

讀書要有方法，減重瘦身也是一樣。大家都知道，減重簡直是一輩子的工作，減去的數字隨時都會回頭來找你。這麼多人都想要瘦，但不是瘦不了，就是瘦了又胖，甚至更胖，這是方法不對的關係，所以我們要先了解主導「瘦」與「不瘦」的相關名詞。

一、熱量

熱量的單位是卡路里（Calorie），簡稱「卡」，任何食物都是有熱量的，舉凡蛋白質、油脂、澱粉、蔬果都有，我們的身體需要熱量才能夠活動，不管是呼吸、心跳、說話等都需要釋放熱量。熱量之於人體主要有兩大功能：一是維持生命所需，亦即所謂的基礎代謝率，如呼吸、內臟器官運轉、食物代謝等；二是支持身體活動所需，如快走、慢跑、工作等。

一個人一日內需要的熱量是多少？依年齡、性別、身高、體重等而有不同，每個人需要的量都不一樣。而食物磨碎消化產生的能量即這裡所說的熱量，也就是人體每日需要的熱量，如果一日攝取的食物量產生的熱量恰巧等於你身體活動一日所需的熱量自然是最剛好，不過一旦吃得太多，吃進肚子裡的食物量遠超過你一日所需的熱量，多出的份量只好先囤積起來，留待日後需要了再拿出來利用，但是如果一日吃太多、兩日吃太多……，一直用不上預先囤積起來的熱量，且不斷地添加上去，那麼肥胖自然就找上你了。

吃下太多的食物，身體消耗掉的熱量遠低於攝取進來的熱量，用不到的熱量只得先囤積在腹部，這就是為什麼有這麼多「小腹婆」、「大腹翁」的原因。反之，只要吃進來的熱量不足身體活動所需，自然就會瘦下來。不過，可別打著那以後天天餓肚子的主意，須知我們的身體具有自動調節的能力，當它察覺到所需的熱量長期不足，它就會自動調整需求量，長此以往，我們的身體會把對熱量的需求降低，可是身體還是要活動，所以就會越來越虛弱。因此，過與不及都不是好現象，**最理想的狀況就是控制熱量攝取，讓每一份熱量都可以徹底被消耗掉。**

二、基礎代謝率（Basal Metabolic Rate, BMR）

基礎代謝率（Basal Metabolic Rate, BMR）就是一個人一日內最基本需要消耗的熱量，亦即維持身體一日最基本的體能消耗最低的需要。

相關研究資料指出，基礎代謝率會隨著年齡逐漸下降，一般而言，嬰兒時期的基礎代謝率相當高，孩童時逐漸下降，成年後漸趨穩定，尤以十八～二十五歲期間最高，二十五歲開始下降，每十年降五～一〇%，至五十歲時降約三〇%。換句話說，**年輕時怎麼吃都行，但年紀漸長，就得逐漸收斂。**

三、瘦體素（Leptin）

我們的身體原本就有抑制飲食慾望的能力，這個能力的來源就是瘦體素（Leptin），或稱瘦體蛋白。只要體內瘦體素的濃度增加，自然會少食；反之，瘦體素濃度降低時，人體就會產生吃的慾望。

瘦體素是人體天生的一種激素，來自於脂肪細胞，主要功能是向大腦反應體內脂肪多寡的狀態。當人體內的脂肪量增加時，脂肪細胞就會釋放出瘦體素，通知大腦抑制食慾，減少進食；當身體燃燒脂肪，脂肪減少，瘦體素濃度降低，大腦就會接收到「可以進食了」的通知，身體就會產生食慾。因此，**瘦體素可以說是控制「吃」的關鍵**。

四、升糖指數（Glycemic Index, GI）

升糖指數或稱GI值是指食物讓血糖升高的速度。含澱粉與糖的食物經胃腸消化之後，會轉化成葡萄糖等營養素，這些營養素會轉化成能量，一般以「GI值」來表示葡萄糖的作用指數。

食物進入腸胃後，會將食物轉化成葡萄糖等營養素，提供人體能量。胰島素就是將葡萄糖運送到細胞裡的小幫手，如果血糖急速上升，胰島素就會大量分泌。超出身體需要的碳水化合物沒辦法變成葡萄糖進入血液中，只好進入肝臟或肌肉，以肝醣的形式儲存，再有多餘就會變成「脂肪」，也會增加三酸甘油脂的生成，使代謝減緩、脂肪堆積，造成肥胖。

高GI的食物（如法國麵包、果汁、蛋糕、可樂、西瓜、葡萄、白米、精製麵粉、冰糖等）進入人體後，因為含糖量高或易吸收消化，會快速轉化成葡萄糖，而容易讓血糖快速升高，進而造成肥胖，嚴重者則會增加第二型糖尿病發生的風險。低ＧＩ的食物（如糙米、燕麥、芭樂、香菇及綠色蔬菜等）含糖量低，進入體內後，血糖上升速度緩慢，代謝能力就容易增加，也就不容易造成脂肪堆積了！不過，請注意這並非意謂著只要是低ＧＩ食物就可以大吃大喝，其實只要超過身體的需求量，即使低ＧＩ食物也會造成肥胖，而對於高ＧＩ食物也不是得全部敬而遠之，一口都不能沾，控制好攝取量，偶爾還是可以享受這種「小小的出軌」，只要不超量，是可以接受的。

攝取低GI的食物，讓血糖上升速度緩慢，就可以控制胰島素分泌，進而減少脂肪堆積；反之，血糖濃度如果上升速度快，將會讓胰島素不斷分泌，造成肥胖。

高GI食物

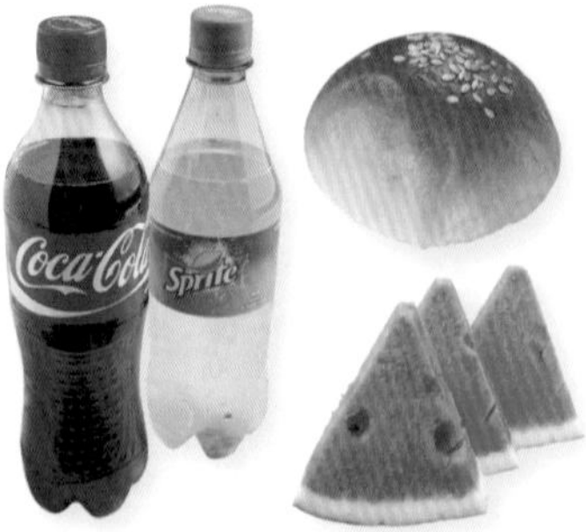

低GI食物

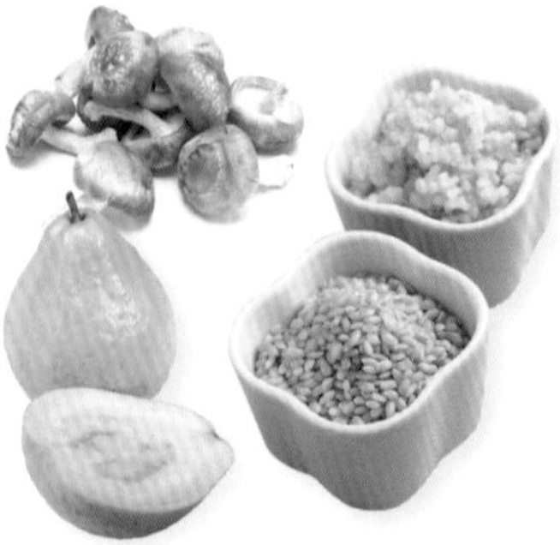

五、胰島素（Insulin）

胰島素是一種蛋白質激素，由胰臟內的胰島β細胞分泌。要將血糖轉換成熱量使用需以胰島素做為媒介，胰島素就像汽車的火星塞，沒有火星塞則汽車無法啟動；也就是說，沒有胰島素就無法將血糖轉換成熱量。空腹時胰島素會隨著血液在全身流動伺機與胰島素的受體結合，協助將細胞內的血糖轉換成熱量。

健康的人只要血糖值上升，胰島素分泌就會增加；反之，血糖值下降時，胰島素分泌則會減少。為什麼建議少吃高GI食物，因為它容易讓血糖值升高，並大量分泌胰島素。我們要多吃五穀類、少吃精製米的原因，就是不希望胰島素大量分泌，所以**血糖值的高低關係到胰島素分泌**。

胰島素參與調節糖代謝，控制血糖平衡，可用於治療糖尿病。低胰島素瘦身法就是針對這點著手，只要吃「低胰島素」的食物，身體就不會囤積脂肪，可以瘦下來！

六、膳食纖維（Dietary fiber）

膳食纖維的傳統定義是指存在於植物細胞壁及細胞內，不能被人體消化酵素所分解的物質。它的成分和澱粉一樣，也是碳水化合物，由於鍵結的方式不一樣，因此人體不能消化吸收，最後只能排出體外。以前的概念認為膳食纖維是食物中沒有用的物質。膳食纖維也包括多醣體和植物性的木質素，都一樣無法被人類的胃和小腸消化。

一般而言，食物纖維可分為水溶性膳食纖維（Soluble Dietary Fiber, SDF）及非水溶性膳食纖維（Insoluble Dietary Fiber, IDF）兩類，而兩者的總和，即為一般所說的總膳食纖維（Total Dietary Fiber, TDF）。前者在水中會分散並且膨脹，可降低膽固醇、飽和脂肪酸、穩定血糖、增加飽足感，如燕麥、燕麥麩、地瓜、馬鈴薯、胡蘿蔔、柑橘類、香蕉、杏仁、洋車前子；後者無法溶解於水，遇水即吸收，可增加排便的份量、幫助腸胃蠕動、紓解便秘、降低腸內壞菌滋生，及消除毒素和致癌因子，如小麥製品、小麥麩。很多食物都是兩者皆具，尤以蔬菜水果含量最多，豆類、穀物、堅果的非水溶性膳食纖維含量較高。

膳食纖維的主要優點是：

1.增加咀嚼感，讓食物與唾液充分混和，幫助消化。

2.產生飽足感，延緩胃和小腸的排空時間。

3.增加腸胃蠕動，增加糞便的體積及減少糞便在腸道內停留的時間。

4.抑制飯後血糖濃度上升。

5.降低血中脂肪濃度。

6.吸附體內有毒物質，並排除有害物質。

7.增加腸道內的益菌、減少壞菌，並減少其吸收害菌。

8.吸附膽汁酸和致癌性物質而把它排出。

9.降低食鹽吸收率，增加鈉離子的排出，因此可降低血壓。

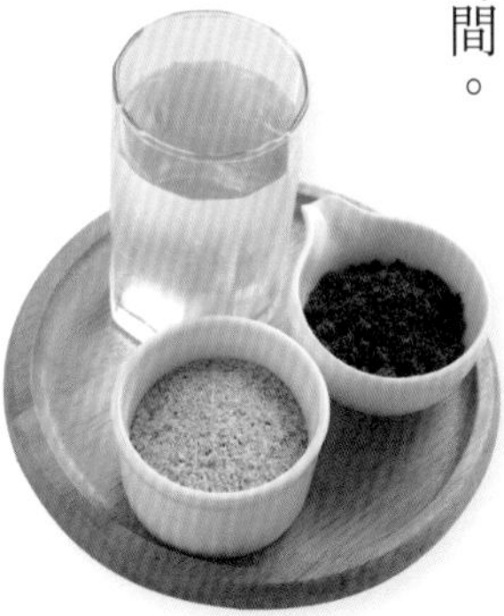

美國飲食協會（ADA）建議民眾應從不同的植物性食物攝取足夠的膳食纖維。對健康的成年人的建議量是每天攝取二十～三十五公克的膳食纖維；小孩的建議量則是年齡加上五公克。**以蔬菜、堅果、豆類、全穀物（如**

糙米、小米、大麥、小麥、胚芽、燕麥等）及全穀類食品（如燕麥片、全麥麵包等）為最佳攝取來源。

七、胜肽（Peptide）

胜肽的分子量介於蛋白質與胺基酸，由三~十個胺基酸所組成。天然食物中攝取的形式為蛋白質，經由體內酵素作用分解成胺基酸及胜肽。過去認知，只有胺基酸才能被腸道吸收，但近年來的研究發現，短鏈胜肽能由腸道直接吸收。

胜肽食物可以保護腸黏膜的完整、幫助腸道健康，並提升免疫力、增加肌肉量、防止血糖上升、延緩飢餓感，可以取代動植物蛋白質，成為身體需要的蛋白質來源。**諸如**

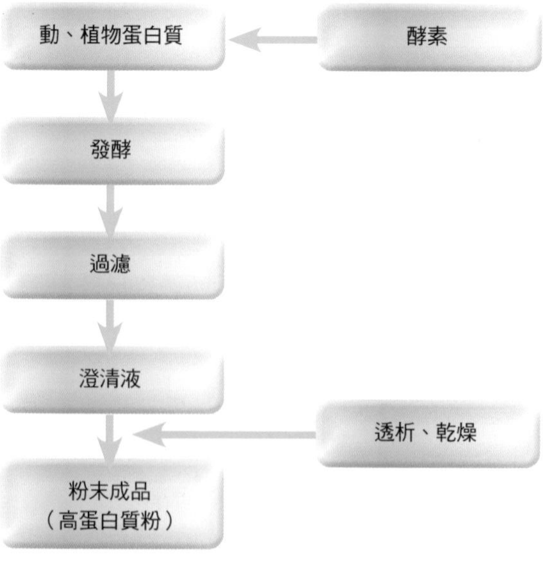

圖 胜肽簡易加工流程圖

奶清蛋白、小麥水解物、大豆分離蛋白都是很好的胜肽來源。

八、高蛋白質粉

高蛋白質粉的成分大多包含大豆分離蛋白、乳清蛋白、大豆蛋白酵素水解物（含大豆胜肽）、小麥蛋白酵素水解物（含麩醯胺胜肽）、鳳梨酵素、維生素B群。其營養價值如下：

1. 添加蛋白質分解酵素幫助蛋白消化利用。
2. 添加大豆蛋白胜肽及麩醯胺胜肽，人體吸收無負擔。
3. 含多肽、乳清蛋白等優質蛋白質，利用率佳。
4. 含植物性天然激素、維生素B群，是營養首選，奶素食者食用更佳。

高蛋白質粉是優質的蛋白質組合，提供了容易吸收的蛋白質來源，可保護腸黏膜完整、維持健康的腸道功能、提升免疫力與增加肌肉量等。**低熱量高蛋白可搭配減重計畫，延緩血糖上升、減少饑餓感。**

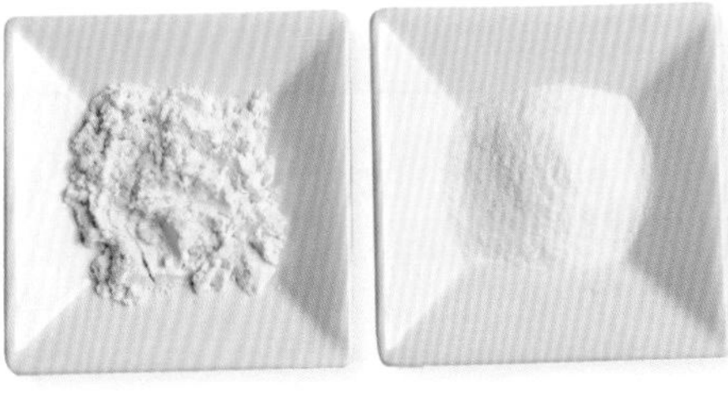

高蛋白質粉

九、反式脂肪（Transfat）

反式脂肪或稱反式脂肪酸、逆態脂肪酸或轉脂肪酸，是通過給植物油加氫工業化生產出來的脂肪，目的是使其固化。**反式脂肪會增加壞膽固醇、降低好膽固醇，攝取包含反式脂肪的食物會增加心臟病和中風風險**。它還與第二型糖尿病有關。

為了國人的健康，國健署要求所有食品廠商都必須在食品包裝上標示七大營養標示——熱量、蛋白質、脂肪、碳水化合物、鈉、飽和脂肪、反式脂肪，不過反式脂肪的含量若每一○○克食品未超過○．三克的話，可以不標示或標示為「○」，所以當讀者看到食品包裝的成分標籤標示反式脂肪為○克時並不表示真的不含反式脂肪，也許只是因為含量未達應標示的階段。再者，代可可脂、植物黃油

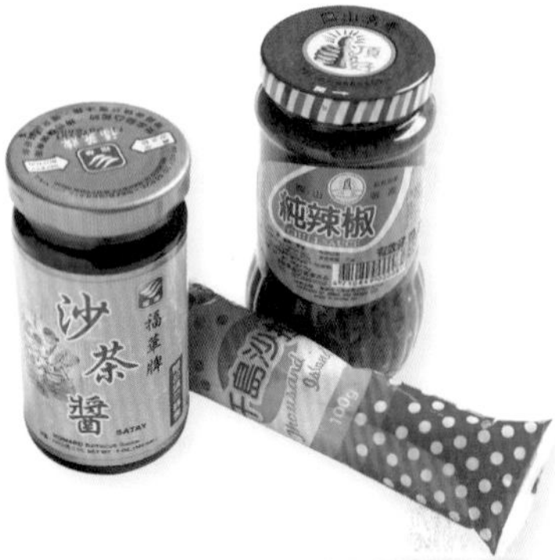

健康瘦身不可不知

食品公司為什麼使用反式脂肪？

食品製造商喜歡使用反式脂肪是因為它們使用方便、廉價和保質期長、可以增加食品口味和質感。很多餐館和快餐店使用反式脂肪油炸食品，因為這種油可以反覆使用，降低成本。

（人造黃油、瑪琪琳）、氫化植物油、部分氫化植物油、氫化脂肪、精煉植物油、氫化菜油、氫化棕櫚油、固體菜油、酥油、人造酥油、雪白奶油或起酥油等都是反式脂肪的別名，建議讀者也要注意食品內容是否包含以上成分，如果有即表示還是難逃反式脂肪的毒手。

十、生物價（Bological Value, BV）

蛋白質是人體所需營養素最重要的，是由胺基酸為最小單位組成。透過自然界中存在之二十種胺基酸，以不同的排列組成不同功能與特性蛋白質；可分為三類：第一類為必需胺基酸，人類無法合成，需藉由飲食得到；第二類為非必需胺基酸，可由人體自行合成；第三類為條件式之必需胺基酸，在正常情況下人體可從攝食之必需胺基酸進行轉換合成，但在特殊情形下，身體無法有效合成該類胺基酸，需從飲食中額外取得。

蛋白質的品質，以胺基酸的組成方式可分為完全蛋白質、部分完全蛋白質及不完全蛋白質。完全蛋白質能提供足夠必須胺基酸，滿足身體蛋白質所需，如前述蛋、奶、魚、豆等。部分完全蛋白質則必須胺基酸含量不足，大都屬於植物蛋白質。不完全蛋白質則是缺乏完整必須胺基酸，不能促進生長及身體所需之蛋白質、所缺之必須胺基酸，稱之為限制胺基酸，必須藉由「食物互補」作用，來彌補所缺乏之必需胺基酸，以增加蛋白質利用率；如豆類與穀類之共同攝取，穀類與肉類共同食用，則可增加穀類中部份完全蛋白質吸收率，獲得優質蛋白質的取得，以增加身體修補組織再生能力。

「生物價」是一種評估蛋白質營養價值的方法；簡單講，就是一個人吃下食物後，食物中的蛋白質被人體吸收的程度，透過它，可以讓我們輕易了解食物中蛋白質營養的品質狀況。**食物中的蛋白質越容易被人體吸收，生物價的數值越高**。營養師有一套算式可以換算出每種食物的生物價，不過算法過於專業，一般讀者較難理解，只須記得一般國人常吃的食物中以蛋的生物價為最高，全蛋的生物價可達94、牛奶82、魚類81、牛肉73、黃豆66、糙米70、白米63、全麥麵粉59、精製白麵粉51。從數值，讀者就可以知道何者的蛋白質營養品質高。

個人一日內建議攝取的蛋白質量是其體重數乘上一．二公克，亦即體重為六十公斤的人，其一日內可以吸收的蛋白質量就是七十二公克（60 x

1.2=72g）。懷孕的人可酌增加，以提供孕中胎兒成長所需。如果身體健康、沒有高膽固醇問題，**一個人一天吃一顆蛋是補充蛋白質的好方法**；蛋以外，牛奶、魚肉、黃豆也都是不錯的選擇。尤其是想要減重的人，選擇高生物價食物是很好的飲食選項。

十一、脂肪細胞

每個人的體內含有三百億個脂肪細胞，大部分存在於皮下或內臟組織，其作用是將能量以脂肪的形式儲存起來。每個脂肪細胞都含有三酸甘油聚集的結構，稱為脂肪球。一般來說，幼兒期、青春期脂肪細胞數會增多，而脂肪細胞體積會增大。正常情況下，成年後脂肪細胞數量就不再增加，如果有多餘的脂肪就會存在於脂肪細胞，此時脂肪細胞會因儲存過多的脂肪而造成肥胖，所以要去除脂肪囤積其實並不困難。至於內臟脂肪是指脂肪附著於腹部、胃腸周圍，如不進行減脂飲食，很容易就會有新陳代謝的毛病產生，例如高血脂、高血壓、糖尿病及心臟血管疾病等。**男生的體脂肪率若超過二十五％、女生超過三〇％，皆可稱之為肥胖。**

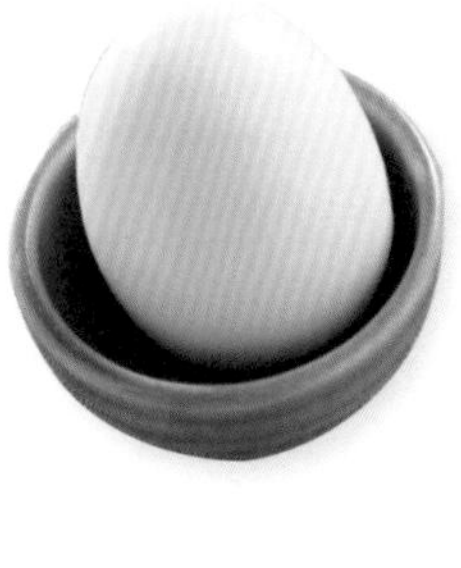

熱量來源除油脂外，碳水化合物也是來源之一，多餘的部分都會轉變成脂肪跑到脂肪細胞儲存起來！這裡所說的**碳水化合物，有單醣、雙醣、多醣，總稱為醣類**。單醣存在的形式為葡萄糖、果糖、半乳糖。葡萄糖是所有碳水化合物分解後的基本產物，存在於水果或植物中，果糖則存在於水果、蔬菜及蜂蜜中，而半乳糖則是與葡萄糖結合成乳糖。雙醣存在的形式為蔗糖、乳糖、麥芽糖。蔗糖是由葡萄糖和果糖組成，我們所使用的糖稱之，乳糖是存在乳類當中，麥芽糖是澱粉分解後的產物，是由二個葡萄糖組成，也存在穀類中。多醣存在形式為澱粉和纖維素。澱粉在穀類、蔬菜和水果都可以找到。纖維素雖是多醣類，但無法被人體消化酵素所分解，可幫助腸胃蠕動與排便。人類所需熱量有六〇%來自碳水化合物。

十二、血糖

血糖是血液中所含的葡萄糖（Glucose）。我們吃的碳水化合物經口腔咀嚼，於腸內消化後分解為最小單位葡萄糖，再經過門靜脈送至肝臟，以作為熱量來源，釋放至全身上下。若有多餘即儲存於肝臟裡，如果無法全部儲存，則會轉換成脂肪並儲存在皮下和腸繫膜等處。空腹時肝臟會再度將肝醣分解成葡萄糖輸送至血液去。

肥胖會造成五大健康問題

現代的飲食通病就是攝取太多熱量、脂肪、飽和脂肪、反式脂肪、膽固醇、糖、鹽、酒精，而全穀類、水果、蔬菜都吃得很少或根本不夠。吃錯食物、運動不夠，導致現代人疾病叢生。

一、高尿酸症及痛風

男生每一〇〇毫升血中尿酸值在七毫克以上，女生每一〇〇毫升血中尿酸值在六毫克以上，就稱為「高尿酸症」。

「痛風」是普林代謝異常導致高尿酸症，而使尿酸沉積於組織中，引起局部的刺激及發炎的反應。尿酸是普林代謝的最終產物，要改善高尿酸症及痛風一定要做好自我管理，也就是改善飲食習慣、適當運動、解除壓力。最重要的是均衡飲食，減少果糖與油脂攝取，排除體內多餘的油脂，並多攝取水分，至少每天喝二〇〇〇西西的水。

多攝取水分會增加尿液量，尿液變淡就容易溶解尿酸，相反地，水分不足、尿液量減少，尿酸便不容易溶解而形成結晶體沉積在腎臟，引起腎臟障礙，產生尿路結石，引發劇痛。健康的人一天的尿液量大約一．二公升，尿酸值高的人為了要預防相關疾病也要多排尿才好。補充水分不要以含糖的飲料或果汁代替，可選擇零熱量的水、茶或烏龍茶，也不要等到口渴才喝，因為這樣已經有輕微脫水的跡象，脫水時會提高尿酸值。最好是睡醒時就喝，先喝六

健康瘦身不可不知

高尿酸症及痛風的飲食宜忌

禁忌：高湯、魚貝類、高鹽分、酒精、甜點等。

適宜：水煮魚、蔬菜、海藻、昆布、大豆、牛奶、雞蛋、薯類（如地瓜或馬鈴薯）等。

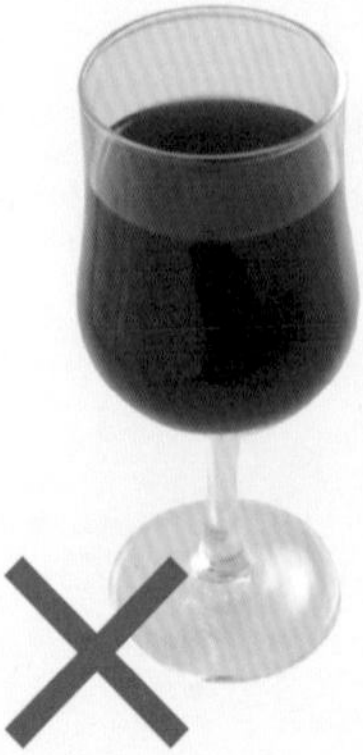

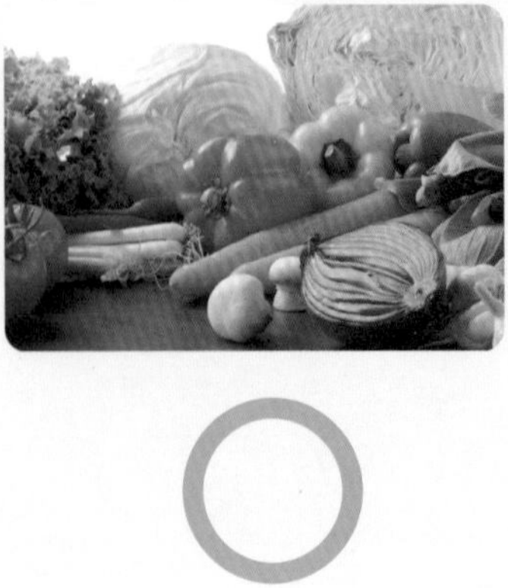

○○西西的溫水，睡前也可以喝一杯，以稀釋次日早晨的尿液。

高尿酸症及痛風均與肥胖有關，可先慢慢減重，從餐餐七分飽、細嚼慢嚥與定時定量做起，戒絕點心與宵夜。甜點含的糖分一旦超過身體熱量所需，就會轉為三酸甘油脂儲存而造成肥胖，提高尿酸值。另外，也要注意切莫吃太多動物性脂肪，肉類的飽和脂肪酸特別高，會增加血液中的膽固醇及三酸甘油脂，可以魚類代替，魚類含不飽和脂肪酸，其中的ＥＰＡ與ＤＨＡ具有減少三酸甘油脂的功能。如果一定要吃肉，以里肌肉或雞胸肉為首選。

這兩種疾病須忌酒精，酒精所含的乙醇不僅會大量製造尿酸，還會降低腎臟排泄尿酸的功能，尤以啤酒的普林含量最高，飲下一大瓶啤酒後一個小時，尿酸值就會平均上升1 mg/dL。

運動方面以有氧運動為佳。只要自我管理得當，即可以減少痛風發作的機率。

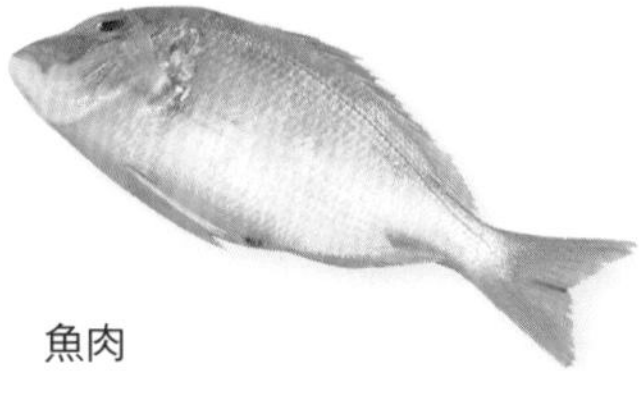

魚肉

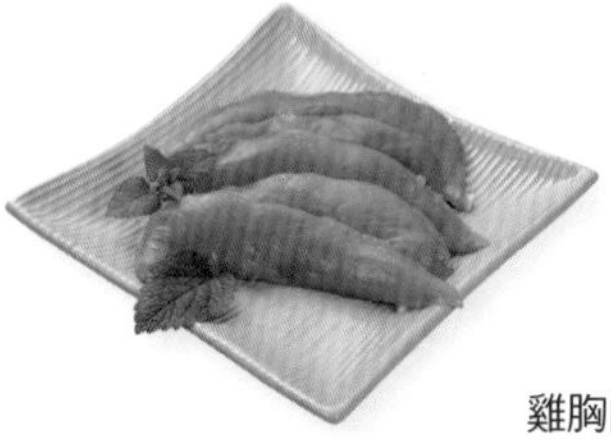

雞胸肉

二、高血壓

高血壓就是血壓偏高。一般所稱高血壓是收縮壓在140mmHg以上，舒張壓在90mmHg以上，分腎性高血壓及本態性高血壓，腎性高血壓只要治療好疾病，就會恢復正常。然而本態性高血壓，一般是遺傳性，無法確定其病因，目前比較能理解的是過度攝取鹽分、肥胖、壓力、吸菸等因素造成。

長期放任高血壓不理會，會使動脈硬化惡化，產生一些併發症，不能不謹慎為之。

高血壓患者往往喜歡吃重鹹、重

健康瘦身不可不知

高血壓的飲食要領

禁忌：乳酪、醃漬品、滷物、燻製食品、罐頭、速食、乳瑪琳、沙拉醬、泡麵等。

適宜：低脂鮮奶、植物油、新鮮蔬果與魚肉豆蛋等。

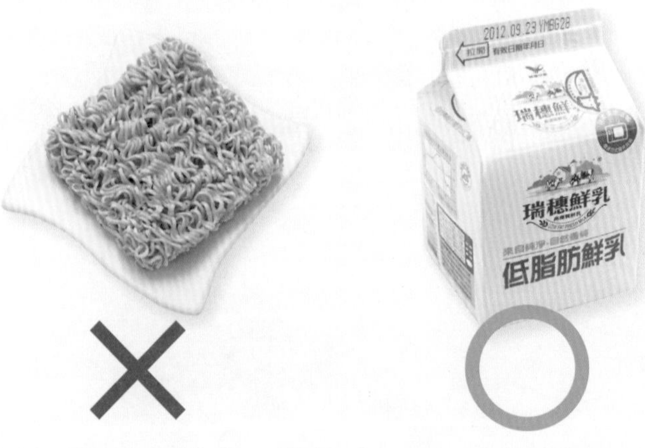

油、重口味、攝取過多熱量，蔬果又吃得不夠，如果能改善生活，透過飲食習慣達到降低血壓的效果，減少高血壓藥的劑量是最理想的狀況。治療高血壓的根本之道，首要改善生活習慣，尤其是飲食習慣，確實做到減鹽、均衡飲食、控制熱量、減重，血壓就可以慢慢降下來；同我一樣遠離高血壓、打鼾及呼吸中止症候群的折磨。

三、頭頸、肩膀酸痛

很多人都深受頸部、肩膀酸痛、背部沉重的不舒服所苦，不過因為多半只是感覺不適，所以通常不會很在意，頂多做做熱敷、指壓、按摩等，也許能夠稍微紓緩疼痛，但最後還是故態復萌，無法完全根除。

那麼，如何有效解決這種惱人的疼痛呢？當然，建議還是尋求專業醫師處置比較保險，但若一時間無法延醫診治，也許你可以試試看以下的方法初步緩解，不過，之後還是要看醫生比較好。

肩膀之所以酸痛主要是因為肩膀周圍血液循環不良所致，所以若能食用可促進血液循環的食物，對預防及改善肩膀酸痛或許會稍有幫助。舉凡富含維生素E的堅果如杏仁、核桃、腰果等，以及酪梨，抗性澱粉的食物如南瓜、地瓜、山藥等都是很好的選擇。另外，深海魚因含DHA及EPA、豐富的不飽和脂肪酸，及帶酸味的水果如梅子、檸檬、葡萄柚等，皆可促進新陳代謝、減少乳酸堆積，消除身體疲勞。

加強肩膀肌肉肌力也是消除肩膀酸痛的有效方法。由於肌肉的主要成分是蛋白質，所以多食用富含蛋白質的食物也有助於強化肌力。還有鈣不只是骨骼的重要成分，且可協助肌肉和神經發揮功用，富含鈣的食物如牛奶、乳酪、海藻、丁香魚等；鉀過高或過低都會引起抽筋，富含鉀食物有香蕉、菠菜等；鎂可幫助肌肉放鬆，富含鎂的食物有各種堅果及各種蔬菜等食物。

要遠離肩膀酸痛一定要均衡攝取蛋白質、蔬菜、水果等食物，透過均衡飲食，好好吃三餐，讓身體建立自我療癒的能力，也就是自我免疫力，也許可透過積極的攝取唾手可得的食物去改善它，以解除不安的情緒，可說是一舉兩得。

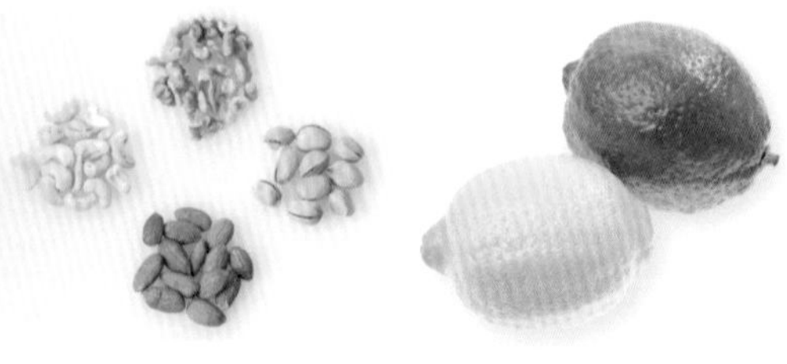

改善肩頸酸痛的好食物：堅果、檸檬等。

四、酸鹼失衡

近年酸性體質、鹼性體質的說法甚為流行，確實酸鹼平衡是促使人體健康很重要的因素之一。當人體處於正常的弱鹼值時，身體的免疫力比較強，生病的機會就比較少。酸鹼值是測量身體體液呈酸性或鹼性一個計算的尺度，這個尺度以〇～十四為測量刻度，七為中性、七以下為酸性、七以上為鹼性。不少人以為酸鹼體質來自於血液的酸鹼性，其實我們的血液酸鹼值是恆定的，永遠保持在弱鹼性的狀態，酸鹼值為七．三四～七．四五。

剛出生時，身體的酸鹼值就是微鹼性的，近乎完美的七．三五中性境界，所有的器官都很清潔、很純淨，充滿生命的活力。歷經成長，吃多了大魚大肉等熱量高的食物，身體的肝腎脾胰臟等器官，為了要排除血液中的汙染雜質，致使新陳代謝變得非常緩慢，體質逐漸酸化，免疫系統受到酸性毒素的破壞，導致器官功能產生障礙，發生慢性疾病及其他心血管疾病，而且有利於癌細胞的生存及轉移。鹼性體質才能讓身體的新陳代謝正常，把殘留在體內的毒素順利排洩出去，身體自然輕盈、沒負擔。

我們的身體有好幾兆的細胞，無時無刻都在做新陳代謝的工作、製造新細胞替代老舊細胞。要完成新陳代謝的工作，每個細胞都要充足的食物營養來當燃料，生產生命所依賴的熱能跟能量。在這樣的過程中，身體也同時會產生酸性自由基和排洩出少量的酸性廢棄物來保持體內的酸鹼平衡。我們的身體會受到很多因素的影響，比如環境汙染、基因改造食物、營養不良、情緒因素等，都會讓體內的酸性物質累積過多而無法排除，如果長期飲食不當，毛病一定會產生。

如何讓身體由酸性變成鹼性是很重要的，首先要多喝水，水是百藥之王，喝水可以排除體內毒素，讓體液平衡。喝水最好是喝含有礦物質的水，喝煮沸過的自來水就可以了，不必喝純水，反而都沒有礦物質。自來水煮沸後，先不要關火，打開茶蓋再煮三分鐘，讓酸性和有害的物質隨著水氣蒸發掉，甚至還可以在煮後三分鐘加些檸檬。

另外，我們要多吃一些鹼性的食物，每天都要做一些運

健康瘦身不可不知

改變酸性體質的六個招式

- 多喝水。
- 飲食清淡，少油、少鹽、多蔬果、少紅肉。
- 每天都要吃早餐。
- 多粗食、拒加工食品。
- 不熬夜，天天十一點前就寢。
- 保持心情愉快。

動，如快走或慢跑三十分鐘，不僅可以去除一些熱量，還可以避免讓酸性的代謝物滯留體內。

還有飲食要清淡，少油、少鹽、多蔬果、少紅肉，用白肉取代，甚至可以多吃一些魚。

最重要的是，保持愉快的心情，因為壓力會消耗掉更多營養素、讓免疫力下降。

另外，早餐可以保持良好的血液循環，血中氧氣變多，也可以啟動結腸的反射，把體內的廢棄物排出，所以千萬不能不吃。

還有，避食精製食物、拒吃加工食品、不熬夜、夜晚十一點前就寢、少喝含糖飲料、拒絕宵夜……等也都很重要，因為晚上時間，活動力降低、消化速度慢。

五、女性停經後問題

女性荷爾蒙有黃體激素及雌激素二種。女性荷爾蒙最重要的功能之一就是提高壞膽固醇受體的功能，抑制血中增加過多的壞膽固醇，並促進膽固醇的分解與排除，讓壞膽固醇維持正常值。女性在每次生理期間，雌激素都會保護動脈免受壞膽固醇傷害，因此老化造成的動脈硬化情形會比較輕微。

雌激素的另一個功能是促進肝臟合成好的膽固醇。但是女性停經之後雌激素分泌少，好膽固醇也開始減少，壞膽固醇會開始增加，所以處理黏在動脈壁上膽固醇的能力變差，因此膽固醇易堆積於血管壁造成動脈硬化，提高腦梗塞或心肌梗塞的發生率。停經之後的婦女，一定要特別注意壞膽固醇增加的毛病。

至於要如何預防與治療呢？應該維持正常的作息與均衡健康的飲食，以及補充必需的營養素，就是蛋白質、碳水化合物、脂肪、維生素、礦物質、水都必須要適度的攝取，再搭配適當的運動，來減輕更年期所產生不舒服的情況。簡單的做法如下：

1．養成規律的生活，每日起居正常，並保持充足的睡眠。

2．良好均衡的飲食習慣，低脂、高纖，並且多吃蔬果、全穀類食物。

3．適度補充維生素或礦物質，尤其是鈣質。

4．維持適當運動，如快走、慢跑，每週至少做三次。

5．保持愉快的心情。

6．要有適當的心理建設。

7．經常量血壓、血醣、血脂肪，一出現不正常的數值就要立刻接受醫生治療。

Chapter 2

健康瘦身的關鍵——均準飲食

每天都得吃，但你知道自己吃下肚子的食物究竟是剛剛好、多了或少了？每天吸收進身體裡的熱量是不是恰好適量？你知道自己一日活動所需熱量是多少嗎？知道怎麼估算食物熱量嗎？

你攝取的總熱量恰恰好嗎？

成年人一日所需的熱量是人體基礎代謝率、活動所需熱量、消化食物所需熱量的總合。人體的「基礎代謝率」，約占人體總熱量消耗的六五～七五％；身體活動所需的熱量，約占總熱量消耗的十五～三〇％；消化食物所需的熱量，約占總熱量的一〇％。基礎代謝率占了人體大部分的熱量消耗，亦即代謝速度慢的人，在減肥時較吃虧，增加體重的機會比別人大。

一天吃進食物的總熱量如果小於消耗的熱量，就不會發胖，換句話說，只要減少總熱量吸收就有利於減重。理論上如果每天減少一〇〇〇大卡，則七．七天內可以減重一公斤，因為七七〇〇大卡就等於一公斤體重。

一、基礎代謝率消耗最多熱量

為了讓減肥更有效，提升基礎代謝率是更直接的作法。一般來說，成人每天攝取的總熱量，約七成是用在基礎代謝率上，其他才是做為消化食物、維持身體活動所需。

同樣吃進二〇〇〇大卡，基礎代謝率好的人，就算今天偷懶少動一點，也不會有多餘熱量囤積。至於低基礎代謝率最常見的原因，是長期處於低熱量供給的情況下，身體會啟動自我保護機制，節省能量消耗來維持心跳呼吸等生理現象持續進行，所以基礎代謝率也跟著降低。

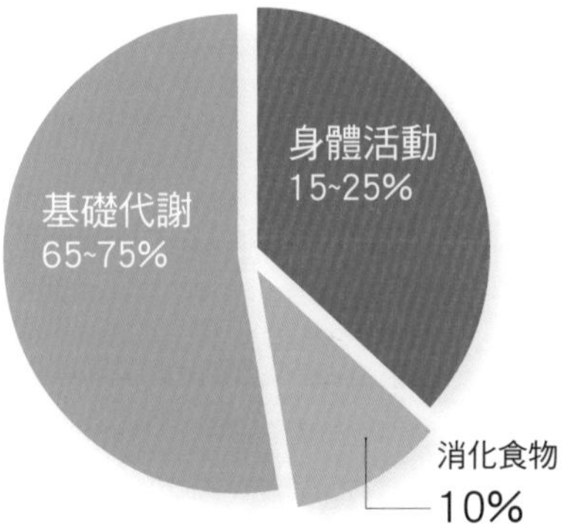

基礎代謝率
＋
活動所需熱量
＋
消化食物所需的熱量
＝
成年人每日所需熱量

圖 人體熱量消耗占比

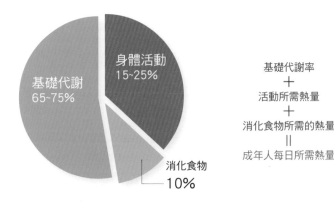

體脂計

想要知道體脂含量，還可利用「體脂計」。它不僅可測得體脂肪，更精進的機器還可同時一併提供基礎代謝率、骨骼重量、肌肉重量、內臟脂肪……等。

它是依據BIA生化電阻分析法為基準，利用在身體中脂肪幾乎無法通電，而肌肉或水分則容易通電的原理來測量身體組成，但因身體各個組織、成分不同電流通過的阻力亦有所不同

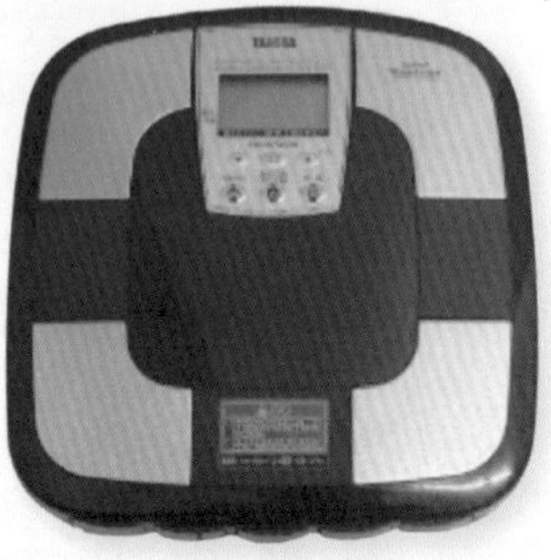

基礎代謝率計算方法

1. 簡易計算法
BMR（男性）＝體重（kg） x 1 x 24（hr）
BMR（女性）＝體重（kg） x 0.9 x 24（hr）
2. Harris-Benedict Equations（HBE）計算法
BMR（男性）＝ （13.7×體重（kg））+（5.0×身高（cm））-（6.8×年齡）+66
BMR（女性）＝ （9.6×體重（kg））+（1.7×身高（cm））-（4.7×年齡）+655

以30歲、體重50公斤、身高165公分的女性為例，計算其基礎代謝率：

- 以簡易計算法計算，BMR=50x0.9x24=1080
- 以HBE公式計算，BMR=（9.6x50）+（1.7x165）-（4.7x30）+655=1274.5

二、身體活動量高，熱量消耗越快

基礎代謝率乘上下列的活動係數，即為每日所消耗掉的熱量。

三、消化食物也會消耗熱量

人體在攝食過程中，除了夾菜、咀嚼等動作消耗熱量外，因為要對食物中的營養素進行消化吸收及代謝轉化，故需要額外消耗能量。營養學者稱這種因為攝食而引起的熱能消耗為「食物熱效應」，又稱為「食物的特殊動力作用」。

消化食物所需熱量

食物熱效應＝（基礎代謝率＋身體的活動熱量）x 10/100

活動所需熱量

活動係數	身體的活動狀況	類型
0	躺著不動一整天	完全不動型
0.2	幾乎很少或沒運動	辦公室坐整天型
0.375	每週運動1～2次	輕度活動型
0.55	每週運動3～5次	中度運動型
0.725	每週運動6～7次	重度運動型
0.9	每天都有重度運動或重勞力工作	體力勞動型

多咀嚼多美麗——好吃令人瘦的蔬菜

蔬菜	營養成分	優點	選購方法
牛蒡 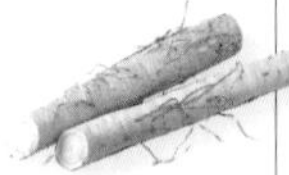	水分、脂肪、蛋白質、維生素A、維生素C與膳食纖維，以及鈣、鐵等礦物質	牛蒡能促進細胞新陳代謝並能清理血液垃圾，被稱為最佳清血劑，且豐富的膳食纖維可以促進大腸蠕動，幫助排出積存體內的廢物。	宜挑選表皮淡褐色、無鬚根、筆直無分岔、粗細均勻一致者。
花椰菜 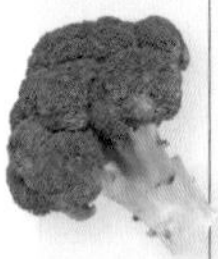	維生素A、B_2、C，以及蛋白質、碳水化合物、β-胡蘿蔔素與鈣、磷、鐵等礦物質	含水量高達九〇%，且熱量低，多吃可利尿、滋養美膚，是一種可吃飽又不發胖的健康食物。	宜挑選花梗淡青、鮮翠、細瘦，並花蕾較小、呈珠粒狀者。
竹筍 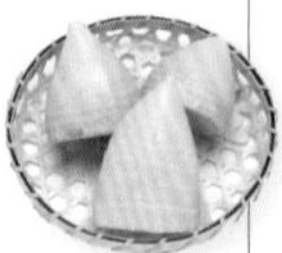	纖維質、蛋白質、碳水化合物，以及維生素B_1、B_2、C等	纖維質可促進胃腸蠕動，改善便秘，且脂肪、澱粉含量均低，是低脂、低熱量食物，民間說：「吃一餐筍可刮三天油」。	宜挑選無筍節、筍尖不出青、筍頭直徑較長、筍身粗短彎者。

多咀嚼多美麗——好吃令人瘦的蔬菜

蔬菜	營養成分	優點	選購方法
茼蒿 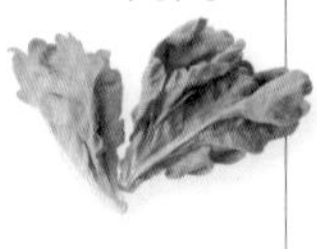	維生素A、B、C，以及鐵、鈣、鈉等礦物質	茼蒿所含粗纖維有助於腸道蠕動，可促進排便，多吃益胃腸、促進消化，並能止咳化痰。	宜挑選莖葉鮮亮油綠、無枯焦腐爛及水傷者。
玉米 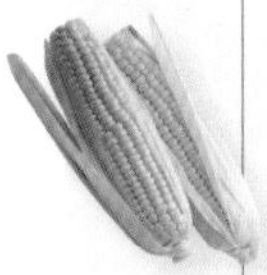	碳水化合物、蛋白質、脂肪、胡蘿蔔素、核黃素、菸酸、維生素B_6等	可預防心臟病、癌症，可刺激腸胃蠕動，加速廢物排泄，對防治便秘有一定療效。	宜挑選外型飽滿、有重量感，外葉鮮綠、無枯黃或斑點，果粒飽滿、有光澤、排列整齊且觸壓有彈性、不軟爛者。
菠菜 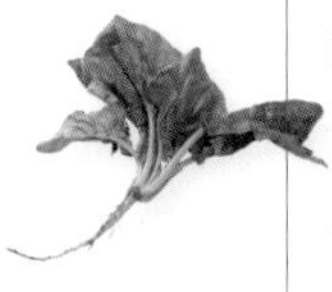	維生素A、B、C、D與粗纖維、胡蘿蔔素、蛋白質、草酸鈣，以及鐵、磷等礦物質	含大量的植物粗纖維，可促進腸道蠕動，利於排便。對缺鐵性貧血有較好的輔助治療作用，對於便秘、 痔瘡等疾病也有治療作用。	宜挑選葉片完整、略厚、鮮嫩、飽滿、鮮翠亮者麗，以有保留菜根者更理想。

多咀嚼多美麗——好吃令人瘦的蔬菜

蔬菜	營養成分	優點	選購方法
毛豆 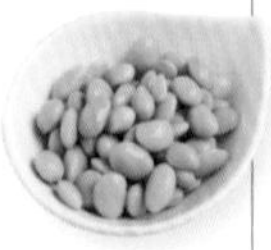	蛋白質、脂肪、碳水化合物、膳食纖維與維生素A、B_1、B_2、C，以及鈣、磷、鐵、銅、鎂、鉀、硫等礦物質	可以改善便秘。是高蛋白質食物，品質優於動物性蛋白質，營養值也高於澱粉類或蔬菜，雖然毛豆的脂肪含量較高，但多以改善脂肪代謝的不飽和脂肪酸為主。	宜挑選豆粒外型完整、大小均勻，且外表沒有乾扁、萎縮者。
芹菜 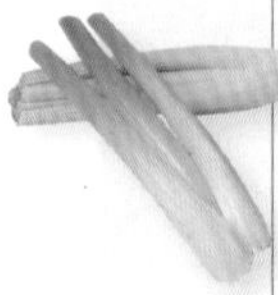	維生素A、B_1、B_2、B_6、C、E、K、P與葉酸、泛酸、菸鹼酸、類胡蘿蔔素、類黃酮、蛋白質、碳水化合物、膳食纖維、粗纖維，以及氯、鈉、鉀、鎂、鈣、磷、鐵等	芹菜是高纖維的食物，水分高、熱量低、粗纖維含量豐富，可以幫助腸胃蠕動，淨化腸道。	宜挑選菜莖硬挺、顏色鮮翠且潔淨者。

瘦不下來的「生理」因素

一、為什麼我的代謝率比別人低？

肥胖是文明富足社會的產品。請記得，當我們吃下什麼，身體便會生出什麼，所以當我們吃下過多的熱量，身體便生出脂肪。對身體來說，會胖的原因無他，就是「吃太多」，也就是「熱量」太多。

前文曾提及，基礎代謝占了大部分的熱量消耗，所以只要基礎代謝率好，自然就容易瘦，如果基礎代謝率低落，那麼減重的效果自然就不好，胖的可能性就比較大。基礎代謝率與熱量有關，所以基礎代謝率高的話，熱量的消耗自然多，而基礎代謝率低，則熱量沒法消耗，便會以脂肪的形態儲存在體內。

代謝率的快慢與個人天生的身體結構有關，譬如肌肉多的人自然代謝率就會快。為什麼自己的基礎代謝率會比其他人低呢？請自我檢查一下，是否有以下問題，導致你的基礎代謝率長期不振？

健康瘦身不可不知

影響代謝的壞習慣

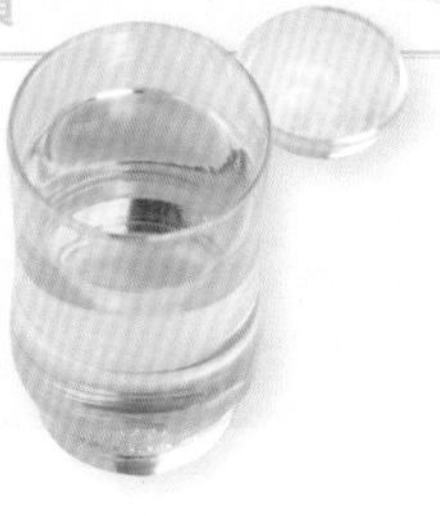

- 不吃澱粉食物。
- 不吃蛋白質。
- 飲水量不足。
- 不運動。

1．**長期吃低熱量飲食**：有些愛美的小姐為了維持體重，每天都吃得相當少，營養也很不均衡。長期的低熱量飲食是會讓我們的身體代謝率降低，因為身體為了要因應低熱量的攝取，而降低身體熱量的消耗以維持生命。如此一來，不但不能控制體重，還會造成營養失調，更重要的是只要吃的比平常多一點點就更容易發胖。

2．**能坐就不站，能躺就不坐**：光是站立的動作就可以讓我們的基礎代謝率略為加速，如果你是那種能躺就絕不會站的人，相形之下，基礎代謝率就會比較低下。多動動，對身體是好的。

3．**飲水不足**：喝水確實可以幫助身體新陳代謝，提高基礎代謝率。每天至少要喝二〇〇〇西西以上的水量，最好是開水，切忌以含糖飲料代替，以免越喝越胖。

4．**心情晦澀，生氣比快樂多**：好的情緒可以帶動腦內嗎啡的分泌，幫助身體運作，常常深呼吸，則可以幫助體內脂肪燃燒，讓熱量不囤積，肥胖不上身。

5．**身體常常冰冷**：氣候寒冷地帶的人基礎代謝率比氣候炎熱地帶的人低，同理，身體、四肢常冷冰冰的人基礎代謝率也比較差。

二、提高基礎代謝率、健康減重的方法

運動可以明顯且有效的提高代謝率，而且可以讓整天的代謝率都十分旺盛。沒有運動習慣的人，身體就像很久沒用的機器，會生鏽、反應慢，也就是代謝變慢。

多次以不良方式減重者很可能越減越肥，因為不正確的減重方法減下來的可能都只是肌肉組織，而復胖後增加的往往是脂肪量。如此一來不但體重沒減下來，脂肪量也越來越多，當然代謝率也會跟著變慢。有些疾病如甲狀腺或腎上腺素分泌異常也都會影響到代謝率，當然若是疾病的影響一定要尋求醫師的診治。

健康瘦身不可不知

提高基礎代謝率的方法

- 停止無效的節食。
- 能動就不坐，每天保持一定的活動量。
- 保持心情愉快，多多進行深呼吸。
- 善用身體循環的按摩手法。
- 時常泡熱水澡。
- 每日做三十～五十分鐘的快走或慢跑運動。

三、令人又愛又恨的胰島素

肥胖分為皮下脂肪肥胖及內臟型脂肪肥胖二種。皮下脂肪肥胖常出現在女性身上，典型徵狀是下腹部、臀部、大腿等處累積了許多脂肪，又稱為「西洋梨型肥胖」；內臟型脂肪肥胖則常見於男性身上，典型徵狀是在腹部的內臟周圍淤積脂肪，又稱「蘋果型肥胖」。不論是哪種型態的肥胖，都會囤積過多的三酸甘油脂。當脂肪細胞肥大時，身體會分泌一種物質來降低胰島素受體的功能，使胰島素受體無法順利幫助全身細胞吸收葡萄糖，產生所謂「胰島素阻抗」的情形。雖然脂肪細胞也會分泌「脂締素」(Adiponectin)，但脂肪細胞如果漸漸肥大的時候，脂締素分泌變少，則葡萄糖無法轉換成熱量使用，並造成血液中葡萄糖過多，所以血糖高一定容易引發血脂肪異常、高血壓、動脈硬化等疾病。

胰島素是一種蛋白質激素，是由胰臟內的蘭氏小管（又稱為胰島）當中的β細胞所分泌，每次都有一定的分泌量，而且是全天候不休息，隨時在分泌，空腹時，胰島素會隨著血液在全身流動伺機與胰島素的受體結合，協助將細胞內的血糖轉換成熱量。

人體內血糖值的高低關係到胰島素分泌，而胰島素分泌的多寡就影響身體熱量的消耗。血糖值一旦升高並大量分泌胰島素，人會產生飢餓感而多吃，自然容易造成肥胖，所以減重首要之務便是避免容易引發血糖升高之飲食，也就是所謂的高GI食物，例如精製米、麵。不過，即使是低GI食物也要適量攝取，若一口氣吃太多，還是造成血糖的上升。

四、配合消化階段進食，熱量不囤積

想想看，是什麼器官與食物息息相關？沒錯，就是我們的消化器官。俗話說：「凡走過必留下痕跡」，我們吃下的每一口食物從口腔開始，進入食道、胃部、大小腸、直腸到肛門排泄出去，在每一站都留下了足跡，如果能夠了解這些消化器官之於食物的作用、對身體機能有何影響，「減重」自然事半而功倍了。

食物從進入口中開始就是一連串的消化之旅，從口腔開始，經過食道、胃、大小腸、直腸、肛門，每一關卡都會有不同的消化酵素注入，分別分解、消化不同的食物種類。如果能明白哪個消化器官會分泌什麼酵素、可以消化分解哪種食物及營養素、消化時間多久，就可以知道吃哪類食物、哪種進食的順序會影響食物消化的進度，以及對胖瘦的影響，避免食物消化不完全、食物囤積、營養過剩等致胖問題。

說到消化，就不得不提進食的順序，由於蛋白質與碳水化合物之間的關係十分微妙，這兩者在身體裡的配合，可以燃燒脂肪，所以若能先進食確切份量的碳水化合物和蛋白質，自然就可以刺激身體燃燒脂肪，因此建議先從蛋白質吃起。譬如，你吃了魚肉、雞肉和其他肉類與雞蛋，剛開始吃蛋白質的時候，負責分解體內蛋白質的消化液會開始工作，吃下蛋白質之後，胰臟就會製造胰高血糖素以抑制胰島素的出現，之後再吃碳水化合物，胰島素這時才會開始分泌，所以上升的速度就會緩慢，也讓飢餓的感覺緩慢的升高。先吃蛋白質後吃碳水化合物，胰島素分泌的量會小於先吃碳水化合物後吃蛋白質，也因此較不易使胰島素快速分泌，而影響人體的新陳代謝。

除了消化的問題外，不同種類食物排空的時間也不一樣，譬如蔬菜、水果、米飯等澱粉、碳水化合物，消化的時間為二～三個小時，蛋白質需要

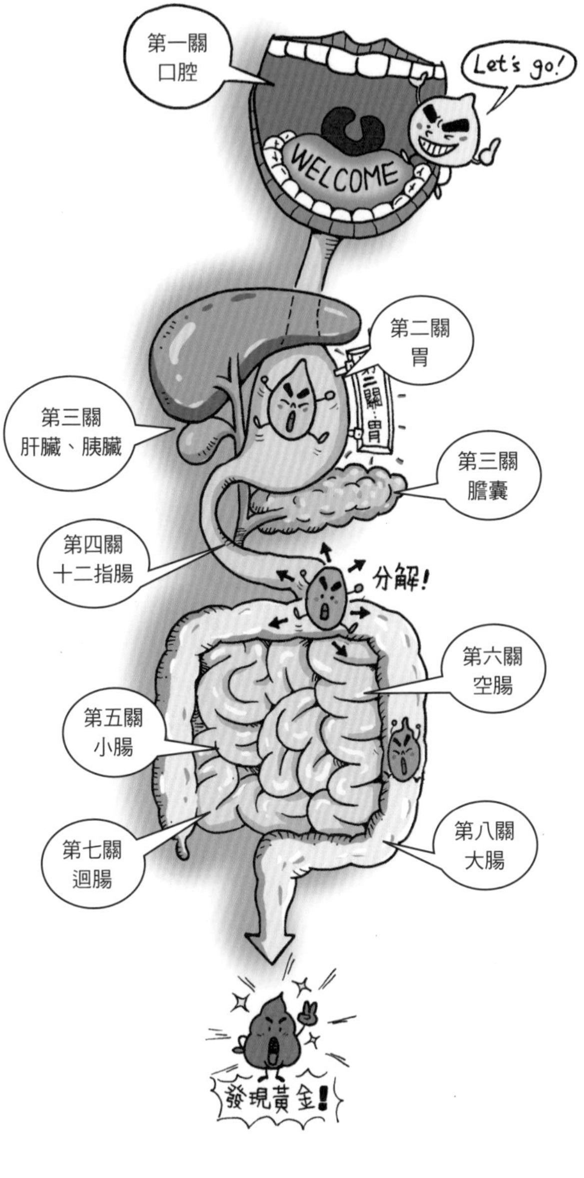
第一關
口腔
Let's go!
WELCOME
第二關
胃
第二關：胃
第三關
肝臟、胰臟
第三關
膽囊
第四關
十二指腸
分解！
第六關
空腸
第五關
小腸
第八關
大腸
第七關
迴腸
發現黃金！

圖 食物的旅程

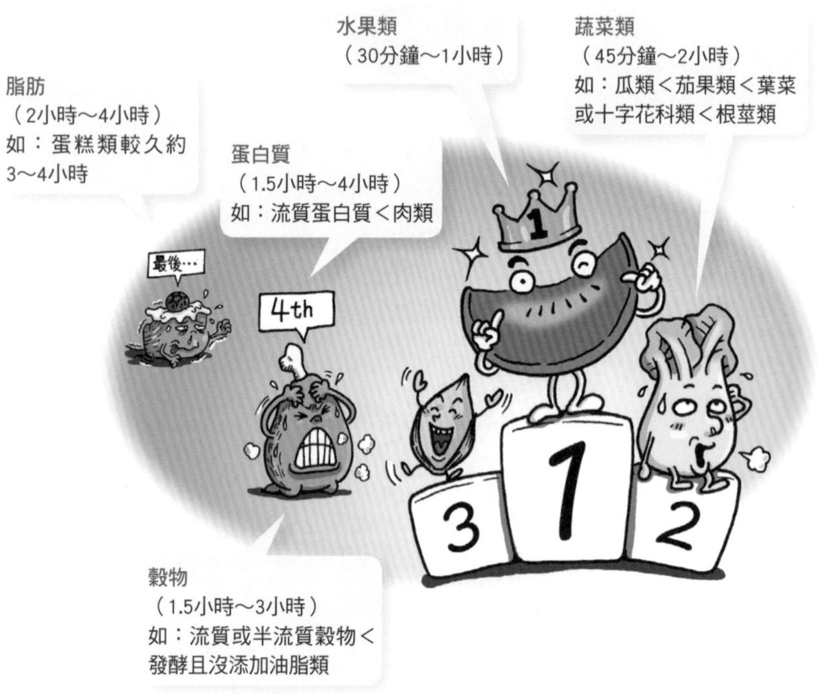
脂肪
（2小時～4小時）
如：蛋糕類較久約
3～4小時
蛋白質
（1.5小時～4小時）
如：流質蛋白質＜肉類
水果類
（30分鐘～1小時）
蔬菜類
（45分鐘～2小時）
如：瓜類＜茄果類＜葉菜
或十字花科類＜根莖類
最後…
4th
1
3
1
2
穀物
（1.5小時～3小時）
如：流質或半流質穀物＜
發酵且沒添加油脂類

圖 各類食物的消化時間

四~五小時，如果同時食用會互相影響致排空時間延後。假如先吃下很多蔬菜，再吃少許蛋白質吃或者完全不吃，反而很快就會餓，大概兩、三個小時就想吃點零食或其他食物充飢，不僅會延長食物的消化時間，也會讓脂肪無法完全燃燒殆盡而囤積。

所以我認為先吃蛋白質類食物、然後吃蔬菜、最後吃水果，會優於先吃水果和蔬菜、然後吃蛋白質的順序。因為水果所含的糖類主要是甜味的單糖和雙糖，也就是蔗糖、果糖和葡萄糖。這些糖類都可以快速吸收，其中果糖會在肝臟轉成脂肪，葡萄糖則會使血糖急速上升，如此一來，胰島素也會快速上升，整體促進了脂肪的合成。水果尤其適合餐後食用，先吃的各類食物可以緩合糖分的吸收，避免胰島素分泌過量與起伏不定。

吃多少，裝多少，一口都不多

雖然我們都知道自己一天攝取多少熱量就足夠了，但麻煩的是，大部分的人都不會計算食物的熱量。坊間教大家測量食物熱量的說法這麼多，可是你究竟了不了解？會不會算呢？以下就要告訴各位讀者，最簡單方便的測量方法，讓你餐餐都吃對量。

一、食物份量的測量標準工具

我認為對瘦身中的人來說，最大的問題其實就在「吃」與「動」，運動的難度在於能不能堅持、持續，但「吃」的難度在大部分的人都不會估量自己一日內攝取的食物熱量，頂多就是減量再減量、不食油炸、燒烤等，所以也就無從控制起。因此首要之務就是告訴各位讀者如何自行估計食物的熱量，方法不難，利用我們隨手的日常器具即可，包括：杯、碗、湯匙與自己的手掌。

1．**標準杯子**：可利用一般市售小杯飲料或速食店小杯熱飲的杯子，其內容量約二四〇西西，適用於牛奶、豆漿等。

2．**標準碗**：可利用一般家用吃飯的磁碗，內容量約三〇〇西西，適用於全穀根莖類、蔬菜、水果等。

3．**湯匙**：可利用一般的免洗湯匙，內容量約十五西西，適用於奶類、全穀根莖類、油脂與堅果等。

4．**手掌**：以自己的手掌為主，適用於肉、魚、豆、蛋等。依手掌大小，分為三兩手、四兩手、五兩手三種規格，每個人測量時應以自己的手掌為準，測量時，合乎手掌的一份大小即為一份量，三兩手即三份量、四兩手為四份量、五兩手為五份量。

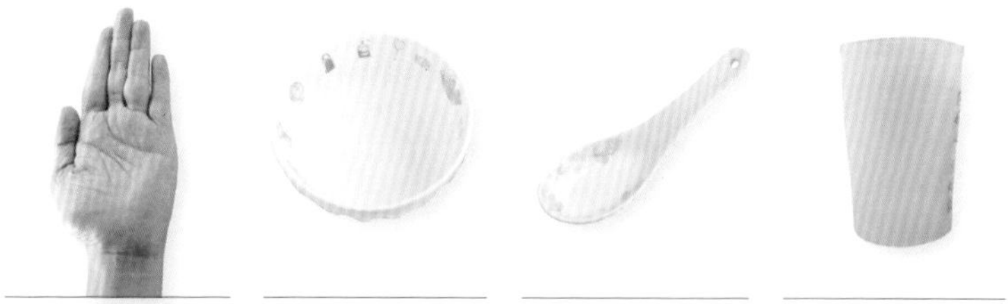

手掌	碗	湯匙	杯子
用於豆／魚／肉／蛋類	用於全穀根莖類、蔬菜類、水果類	用於奶類、全穀根莖類、油脂及堅果種子類	用於豆漿、奶類

圖 食物份量測量標準工具

3兩手
長16cm
寬9cm

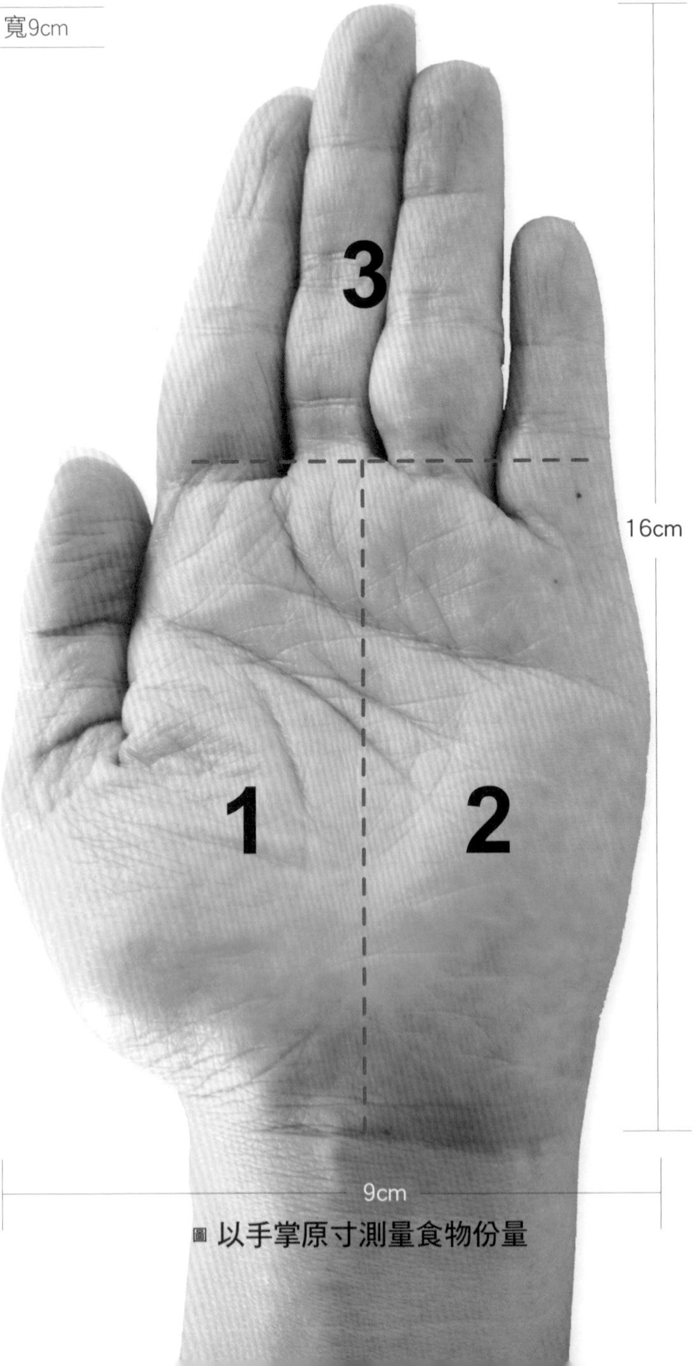

圖 以手掌原寸測量食物份量

4兩手
長17.5cm
寬10cm

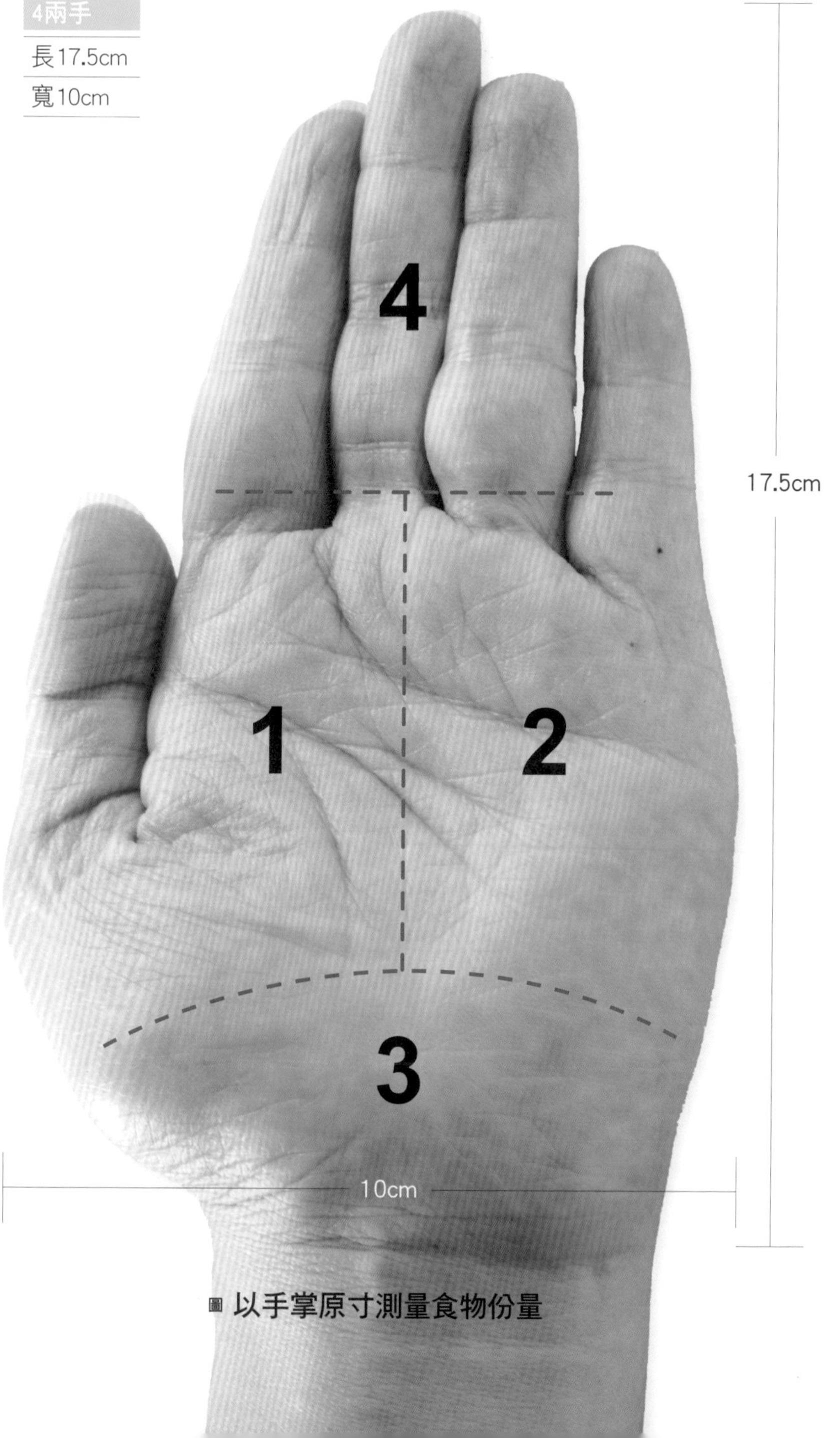

圖 以手掌原寸測量食物份量

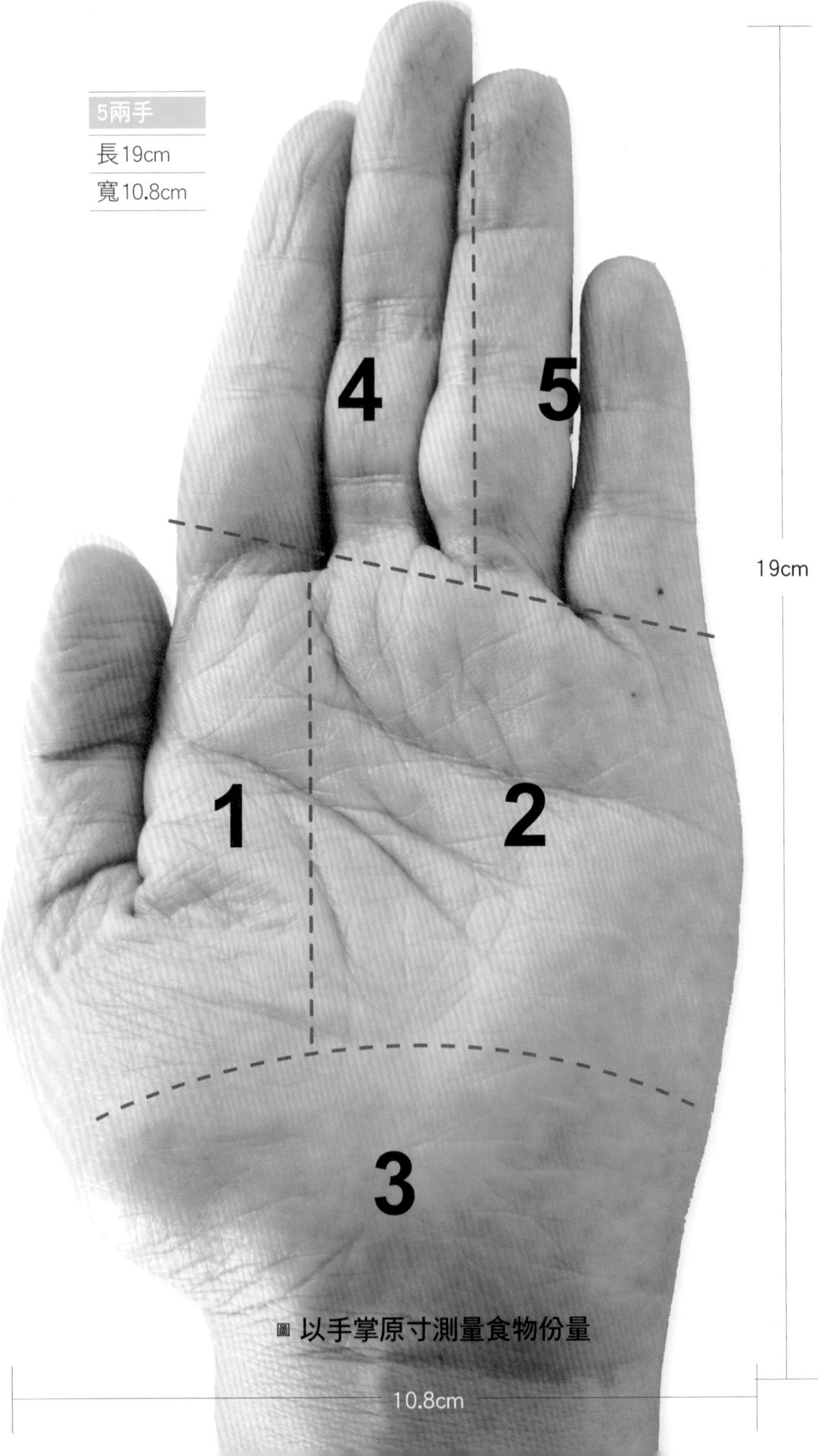

圖 以手掌原寸測量食物份量

依照衛福部國健署的建議，六大類食物的組合，要依照每天每個人所需要的總熱量來決定。國人每日飲食量如下表。

	1200大卡	1400大卡	1600大卡	1800大卡	2000大卡	2200大卡
全穀根莖	2碗	2又1/2碗	3碗	3又1/2碗	3又3/4碗	4又1/4碗
低脂奶類	1杯	1杯	1杯	1杯	1杯	1杯
蔬菜	1又1/2碗以上	1又1/2碗以上	1又1/2碗以上	1又1/2碗以上	1又1/2碗以上	1又1/2碗以上
豆蛋魚肉	3又1/2份	4份	4又1/2份	5份	5又1/2份	5又1/2份
水果類	2份	2份	2份	2份	3份	3份
油脂類	3茶匙	3又1/2茶匙	4茶匙	5茶匙	5茶匙	6茶匙

製表：臺灣大學生化科技學系蕭寧馨教授研究室彙整

二、六大基本食物熱量表

讀者了解了食物的份量之後，接下來應該了解的是每類食物一份中所含有的卡路里是多少，如此才能有效控制自己的飲食份量，以免吃多發胖。

食物分類	食物名稱	常用量	熱量
全穀根莖類			
米飯、麥類 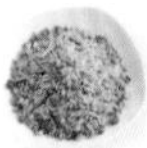	米、胚芽米、糙米等	1/4碗	
	五穀粉、麥粉、燕麥片	1/4碗	
	各式麵條	1/2碗	
根莖類 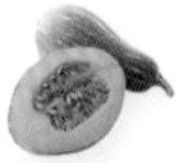	馬鈴薯、山藥、南瓜、地瓜、芋頭	1/2碗	
其他（蛋白質較低）	冬粉、米粉、米苔目	1/2碗	70大卡
其他 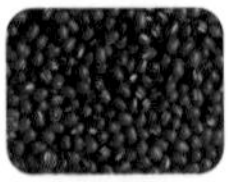 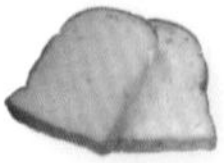	穀粉、綠豆、薏仁粉、蓮子、栗子、紅白小湯圓、花豆、紅豆	1/4碗	
	菱角、皇帝豆 玉米	1/2碗 1兩掌 或1/2碗	
	土司（長10cmx寬10cmx厚1cm）	1片	
	冷凍饅頭（例如便利商店販售）	1/3顆	
奶類 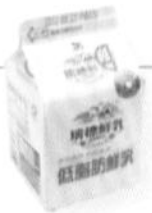	低脂奶粉	3湯匙	120大卡
	低脂鮮奶	1杯	

說明：加工乳製品（調味乳、優酪乳、優格等），因規格不同，營養成分略有差異，請看食品包裝上的營養標示。

食物分類	食物名稱	常用量	熱量
豆魚肉蛋類			
豆類 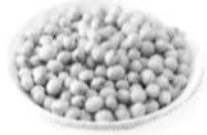	豆漿	1杯	55大卡
	黃豆	2湯匙	
	五香豆干、小方豆干	1兩掌	75大卡
（低脂）海鮮、魚、肉 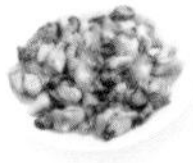	小魚干	1湯匙	55大卡
	牡蠣	3湯匙	
	劍蝦	4隻	
	蜆、文蛤（皆帶殼）	1碗	
	一般魚類、雞腿半隻、雞胸肉、豬里肌、牛腱	1兩掌	
（中脂）魚、肉、蛋 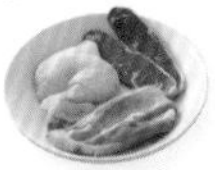	鱈魚、鮭魚、肉魚、虱目魚、豬小（大）排、羊肉、牛肉	1兩掌	75大卡
	雞蛋	1顆	
（高脂）魚、肉	秋刀魚、梅花肉、五花肉、雪花豬、霜降豬（牛）肉、牛腩	1兩掌	120大卡

說明：加工豆製品，水分含量較高的可食量也愈多，所以傳統豆腐和豆腐可以比豆干多吃一點。

油脂類			
油脂、醬料類 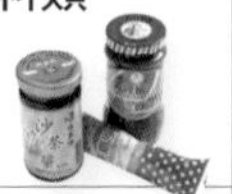	各式烹調用油（植物油、豬油、奶油）、沙拉醬（美奶滋）、蛋黃醬、花生醬、芝麻醬、沙茶醬	1/3湯匙	45大卡
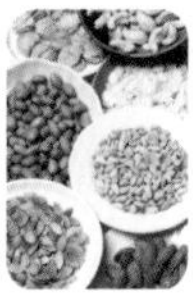 **各式堅果種子類（不帶殼）**	杏仁果、開心果、核桃仁、杏仁粉、腰果、松子、花生粉、黑（白）芝麻粉、南瓜子、葵花子、西瓜子、各式花生仁	1湯匙	
培根		1片3兩掌	

食物分類	食物名稱	常用量	熱量
蔬菜類			
各式蔬菜		1碗	50大卡
水果類			
各式水果		八分滿碗	60大卡

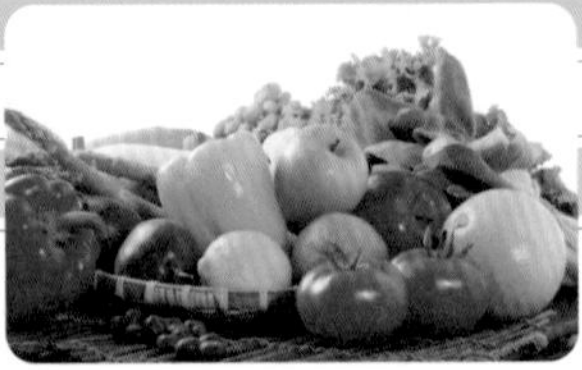

說明：水果有許多不同的形狀，因此盛裝在碗中會有些微空隙，
但以不超出碗口過多的1碗為準。

資料提供：台灣大學生化科技學系蕭寧馨教授研究室彙整

六大基本食物所含的營養素及熱量如下：

以一份來計算　*"＋"代表微數量					
食物區分		蛋白質（g）	脂肪（g）	碳水化合物（g）	熱量（Kcal）
全穀根莖類		2	＋	15	70
蔬菜類		1	＋	5	25
水果類		＋	＋	15	60
豆魚肉蛋類	低脂	7	3	＋	55
	中脂	7	5	＋	75
	高脂	7	10	＋	120
奶類	全低脫脂	8	8（全脂） 4（中脂） ＋（脫脂）	12	150（全脂） 120（中脂） 80（脫脂）
油脂類	油脂	＋	5	＋	45
	堅果及種子	1.5	4		

1g蛋白質=4 Kcal；1g脂肪=9 Kcal；1g碳水化合物=4 Kcal

以一個每日攝取總熱量二二〇〇大卡的成年女性為例，如欲將每日攝取的熱量降低至一〇〇〇大卡，減重時期每日三餐應吃的食物熱量應如下所示，合計其攝取的總熱量約為一〇〇〇大卡。

減少熱量攝取的正確方法

一、減少食物份量及減少油脂的攝取

減卡的技巧是從少油開始，一湯匙的油大約有一三五大卡的熱量。善用減卡的技巧，例如將炒飯換成白飯、白飯不要淋肉汁、乾麵不要淋肉燥，或是吃自助餐時，將飯、菜分開，以烤雞腿、魯雞腿、鹽水雞、白斬雞代替炸雞，都可以

減少三餐攝取量的飲食內容

早餐	無糖豆漿 1杯 （55大卡）	蔬菜 1碗 （50大卡）	五穀飯 1/2碗 （140大卡）	水果 1碗 （60大卡）	油脂 1/3湯匙 （45大卡）
午餐	各種堅果 2湯匙 （90大卡）	蔬菜 1碗 （50大卡）	五穀飯 1/2碗 （140大卡）	水果 1碗 （60大卡）	油脂 1/3湯匙 （45大卡）
晚餐	魚 2兩 （150 大卡）	蔬菜 1碗 （50大卡）		水果 1碗 （60大卡）	

減少油脂的攝取，另外，以燙青菜取代熱炒青菜，或食物過水，如此下來，每次大概可以減少五〇～一〇〇大卡左右的熱量。

盡量不要以土司、麵包或蘇打餅乾等當正餐，因為它們的熱量非常地高，而且又吃不飽，如果每天這樣吃，大概也可以省下二〇〇～四〇〇大卡的熱量。另外要減少飲料的熱量，最好是喝白開水、無糖的茶，這樣每天大概可以減少一二〇～三〇〇大卡，也不要喝果汁、優酪乳等標榜健康的飲料，其實它們的營養並沒有你想像中的高，熱量卻遠超過你的想像。

健康瘦身不可不知

多用好油，多健康

好油對健康很重要，不好的油以及錯誤的用油方式，會讓你的健康雪上加霜，減重不成反增重。

- **好油推薦**：苦茶油、冷壓初榨橄欖油。
- **造成好油變質的錯招**：高溫燒至冒煙、任陽光直射、透明瓶裝、使用期限過長。

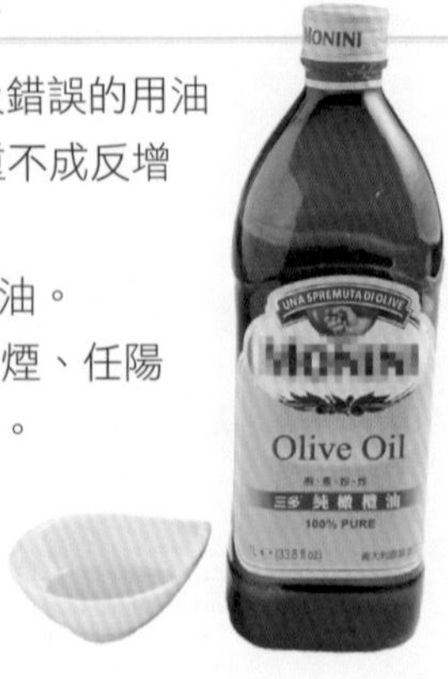

二、利用運動增加熱量消耗

不妨每天都藉由不同的運動來消耗熱量，例如游泳、打拳、騎腳踏車、慢跑或快走三十~五十分鐘等，每天將可多消耗三〇〇大卡的熱量，當然動得越多，消耗的熱量就越多，不過一定要持之以恆，否則就會前功盡棄。

一項最新研究顯示，一天降低三〇〇～五〇〇大卡的熱量攝取，就可以減少體內發炎情況，連身體內相關老化荷爾蒙濃度也會明顯降低。亦有研究指出，如果能夠降低熱量攝取，對於抗老、延壽應該是有幫助的。也有專家認為，運動比限制飲食更能抵抗老化，和緩的有氧運動是更好的選擇。所以，不光是減少熱量而已，還要吃對食物，加上充分的運動，才是達到抗老的最佳方法。

表　運動熱量消耗表

活動種類	大卡/公斤（體重）/小時
園藝	4.7
掃地	3.9
拖地	4.9
打高爾夫球	3.7-5.0
排球	3.5-8.0
棒球	4.7
乒乓球	4.9-7.0
羽毛球	5.2-10.0
籃球	6.0-9.0
網球	7.0-11.0
足球	9
溜冰	5.0-15.0
柔軟體操	5
跳繩	10.0-15.0
騎腳踏車	
（8.8公里/小時）	3
（20.9公里/小時）	9.7
划船（賽舟）	5.0-15.0
上樓梯	10.0-18.0
下樓梯	7.1

活動種類	大卡/公斤（體重）/小時
游泳	
隨意地	6
自由式（23-45公尺/分鐘）	6.0-12.5
蝶式	14
仰式	6.0-12.5
舞蹈	
中度-激烈	4.2-5.7
華爾滋-倫巴	5.7-7.0
方塊舞	7.7
走路	
室內漫步	3.1
平路（5.5公里/小時）	5.6-7.0
上坡（5-10-15度）	8.0-11.0-15.0
下坡	
（5-10度）	3.6-3.5
（15-20度）	3.7-4.3
爬山	10
跑步	速度
8公里/小時	10
12公里/小時	15
16公里/小時	20
20公里/小時	25

資料來源：衛福部國健署，《中華民國飲食手冊》

Chapter 3

遠離三高！你真的需要快快瘦

減重必須觀念正確、循序漸進、持之以恆，才不會減了體重、賠了健康。若你的身體健康已出現以下警訊，則不能等閒視之，減重是當務之急。

你是高膽固醇的危險群嗎？

人體的脂肪有四種，膽固醇是其中一種。這也是人體細胞的重要成分之一，是製造副腎皮質荷爾蒙、性荷爾蒙及作為膽酸與維生素D的合成材料，部分由身體細胞自行合成，部分則由飲食中獲取。若飲食中攝取過多的飽和脂肪酸，即容易在血管壁沉積膽固醇。

所有的食用油都由三種脂肪酸所構成，也就是單元不飽和脂肪酸、多元不飽和脂肪酸和飽和脂肪酸。食用單元不飽和脂肪酸含量高的油脂能提高好的膽固醇，降低不好的膽固醇，對預防心臟的疾病有很大的功效。而多元不飽和脂肪酸雖然能降低血液中總膽固醇的量，但多元不飽和脂肪酸容易氧化，較不適合高溫油炸，在人體內易產生自由基。飽和脂肪酸雖然會增加血液中膽固醇的含量，但卻是最安定的油脂，不易酸敗，不易氧化，很適合高溫油炸、烘焙。

飽和脂肪酸含量高會使總膽固醇量升高，而不飽和脂肪酸含量高卻會使總膽固醇量下降。近代醫學的研究，膽固醇可分為兩種，好膽固醇與壞膽固醇；好膽固醇具有預防動脈病變的效果，而壞的膽固醇是形成心血管疾病的主要原因。若膽固醇過多而無法完全代謝，就會促進血小板的活化，使血小板之間的凝集力增加，同時也會附著於血管壁，而容易引發動脈硬化、增加血管內血栓的形成，造成心臟血管疾病。

健康瘦身不可不知

自我檢查是否為高膽固醇危險份子？

依照現行的標準，總膽固醇的標準值為110~200 mg/dL，但高密度脂蛋白膽固醇（HDL）起碼要達40 mg/dL，最好可以超過60 mg/dL，至於低密度脂蛋白膽固醇（LDL）不能超過130 mg/dL，最好控制在100 mg/dL以下。

遠離高膽固醇，持續健康的祕訣

飲食方面	選擇瘦肉，少吃肥肉 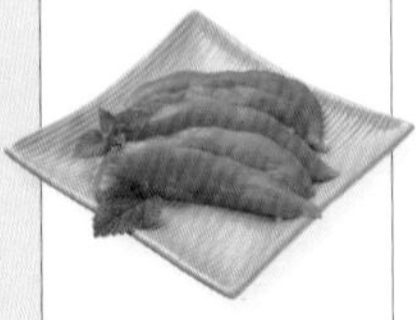	• 肉類易代謝飽和脂肪酸，容易在血管壁沉積過多膽固醇，建議儘量吃少，若要攝食，可以雞胸肉為主。 • 瘦肉附著的皮層應全部切除。 • 選擇瘦肉時，應按脂肪含量多寡依序選用：去皮雞肉→鴨肉→牛肉→羊肉→豬肉。
	多吃不飽和脂肪酸食物及各種菇蕈類 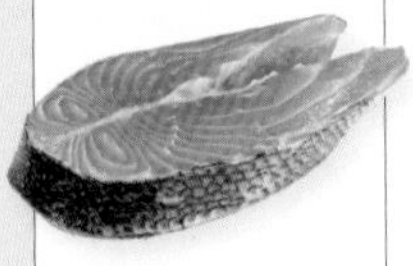	• 含DHA及EPA豐富之魚類，尤其是青背類魚（例如沙丁魚、鮭魚、鮪魚、秋刀魚、竹筴魚等）。 • 各種豆類食物，例如黃、黑豆與其油脂和製品。 • 堅果類食物，最好是吃杏仁、腰果、核桃和榛果。
	選用好油 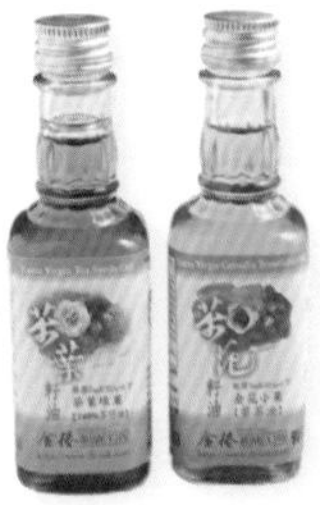	• 選購食用油時，可以依照自己的用途和需要選用較適合的食用油，以確保身體的健康。 • 苦茶油、茶油、橄欖油、花生油等皆含有較高單元不飽脂肪酸，不適合高溫油炸。 • 豬油、奶油、棕櫚油、椰子油等都是飽和脂肪酸含量較高的油脂，適合高溫油炸、烘焙，但不宜多食，因其膽固醇飽和脂肪酸指數，亦即CSI值高（Cholesterol Saturated Fat Index），易導致心血管疾病發生。

遠離高膽固醇，持續健康的秘訣

飲食方面	多吃全穀類食物 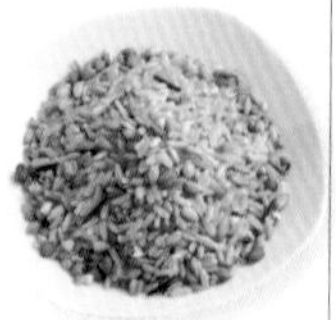	・如燕麥片（Oatmeal）、糙米（Brown Rice）、全麥做的麵包（Whole-wheat Bread）等。 ・燕麥中主要破壞膽固醇的物質，叫做「β-聚葡萄糖」，是種可溶性纖維，能阻止膽固醇的製造與吸收。 ・每天吃全穀類食物，可增加纖維素、多種維生素B、抗氧化物及礦物質等，達到減少低密度膽固醇的目的。有研究報告說，每天吃全穀類食物可以降低患心臟病的危機14%
	烹調宜清淡，避免使用油炸、油煎，肉類外皮，及酥皮類食物	・建議以清蒸、水煮、清燉、烤、滷、涼拌為主。
運動方面	天天做有氧運動	・每天需有三十分鐘以上的耗氧運動，如走路、跑步、騎腳踏車、游泳、打球等。 ・運動會減少低密度膽固醇，增加高密度膽固醇，有效地預防死亡率最高的心臟病。
生活方面	每天三餐，餐餐均要營養均衡	・依衛生署建議，每人每日應攝取、肉魚豆蛋乳、蔬菜、水果、全穀根莖類及堅果類食物，以符合身體所需各類的營養素。
	酌飲葡萄酒	研究證明，葡萄酒可以增加高密度膽固醇及減少罹患心臟病的機會。
	不要吃太飽	吃太多、過量，會產生多餘熱量，脂肪容易囤積，使壞膽固醇增加易造成血管堵塞及中風之機會。

你是高血壓的危險群嗎？

長時間放任高血壓不管，會使動脈硬化，最後會導致相關疾病產生，如果適當的藥物控制輔以運動及飲食，將有效改善血壓。通過生活中適當的飲食，可以有效的降低血壓，所以在平時高血壓患者一定不要忽視高血壓的食療方法。

健康瘦身不可不知

自我檢查是否為高血壓危險份子？

依照國際世界衛生組織規定，如果量三次，有二次之血壓為異常，也就是收縮壓大於140 mmHg，或舒張壓大於90 mmHg以上，則定義為高血壓。

遠離高血壓，持續健康的祕訣

飲食方面	控制熱量攝取	・控制主食及脂肪攝入量。 ・盡量少食或不食糖果點心、甜飲料、油炸食品等食品。 ・營養要均衡，除了蛋白質、脂肪、碳水化合物外，也應攝取維生素、礦物質、食物纖維營養素。
	少吃肥肉及動物性油脂	・少攝食動物腦子、魚子等高膽固醇食物。 ・盡量選用大豆油、花生油、葵花子油等植物油。

遠離高血壓，持續健康的祕訣

飲食方面	適量攝入海鮮產品	‧如海帶、紫菜、魚類海鮮等。
	增加新鮮蔬菜的攝取	‧宜多吃富含維生素C的食物和食物纖維，尤其是深色蔬菜，如芹菜、菜豆、番茄等。
	每日攝取足量的新鮮水果	‧對於高血壓有良好的降壓效果。
	多吃全穀類食物	‧適度攝取植物蛋白質，如大豆及豆腐、豆乾、豆腐皮等豆類製品。 ‧大豆對心臟血管有很好的保護作用，具有防止中風和降血膽固醇的作用，但不宜過食，以免增加腎臟負擔。
	烹調宜清淡少鹽	‧減少用鹽量。
運動方面	養成規律運動的習慣	‧養成規律運動的習慣，最好每天做三十～四十五分鐘的有氧運動。 ‧可分次運動，每次運動十～十五分鐘，一天分三次。 ‧走路、爬樓梯、游泳等均適合。
生活方面	戒食醃漬食品	‧盡量少吃醬菜類食品，以免鹽分攝取過量。
	戒菸限酒	‧吸菸、飲酒都是導致高血壓的危險因子，宜避免。

你是高血脂的危險群嗎？

人體的脂肪有四種，三酸甘油脂、膽固醇、磷脂質及游離脂肪酸，脂質是人體的能量來源之一。脂質不能溶解於水，在血液中要先與蛋白質結合，形成可溶性的脂蛋白，再輸送到各器官組織。血清中三酸甘油脂的來源有二，一部份由腸道吸收食物中的脂肪，經過消化吸收後，與蛋白質結合而以乳糜微粒（chylomicron）的形式進入淋巴和血液循環，再由肝臟、脂肪組織及末梢組織攝取，稱之為外源性三酸甘油脂；其他則經由肝臟合成而釋放入血液，稱之為內源性三酸甘油脂。

飲食中過度攝取甜食及碳水化合物，會造成血液中三酸甘油脂濃度急速上升，進而增加血液的黏稠度，導致動脈硬化引發心血管疾病。三酸甘油脂（TG）濃度極高者（≧500 mg/dL），更會增加急性胰臟炎的發生率。

健康瘦身不可不知

自我檢查是否為高血脂危險份子？

血液中三酸甘油脂多少才算過高呢？一般而言，小於200mg/dL為正常，200~400 mg/dL則為輕度偏高，400~1000 mg/dL為偏高，而1000 mg/dL以上則為極度偏高。

遠離高血脂，持續健康的祕訣

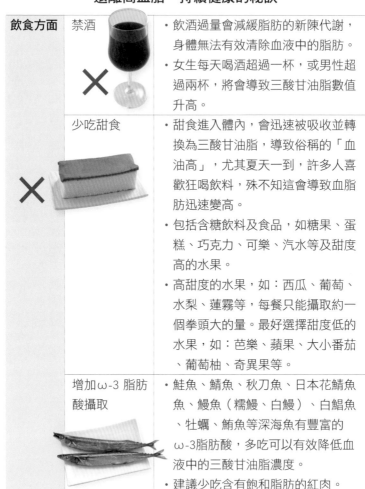

飲食方面	禁酒 	• 飲酒過量會減緩脂肪的新陳代謝，身體無法有效清除血液中的脂肪。 • 女生每天喝酒超過一杯，或男性超過兩杯，將會導致三酸甘油脂數值升高。
	少吃甜食 	• 甜食進入體內，會迅速被吸收並轉換為三酸甘油脂，導致俗稱的「血油高」，尤其夏天一到，許多人喜歡狂喝飲料，殊不知這會導致血脂肪迅速變高。 • 包括含糖飲料及食品，如糖果、蛋糕、巧克力、可樂、汽水等及甜度高的水果。 • 高甜度的水果，如：西瓜、葡萄、水梨、蓮霧等，每餐只能攝取約一個拳頭大的量。最好選擇甜度低的水果，如：芭樂、蘋果、大小番茄、葡萄柚、奇異果等。
	增加ω-3 脂肪酸攝取 	• 鮭魚、鯖魚、秋刀魚、日本花鯖魚魚、鰻魚（糯鰻、白鰻）、白鯧魚、牡蠣、鮪魚等深海魚有豐富的ω-3脂肪酸，多吃可以有效降低血液中的三酸甘油脂濃度。 • 建議少吃含有飽和脂肪的紅肉。

遠離高血脂，持續健康的祕訣

飲食方面	多食燕麥等五穀雜糧	・建議以糙米、胚芽米、全穀飯、燕麥取代白米飯。 ・建議以糙米、胚芽米、全穀飯、燕每餐飯量不超過一碗。 ・建議以糙米、胚芽米、全穀飯、燕多吃台灣生產的各種菇類。
	烹調宜清淡，避免攝取過多油脂	・建議以糙米、胚芽米、全穀飯、燕麥宜採清淡低油的烹煮方式，盡量採取清蒸、水煮、涼拌、清燉、烤等。 ・要避免油炸、油酥（燒餅、蔥油餅、月餅）食物，以及需要高油烘焙的麵包類等。
運動方面	天天做有氧運動	・每天快走四十分鐘，可消耗一定熱量，增加肌肉層組織及好膽固醇數值，亦可降低三酸甘油脂。

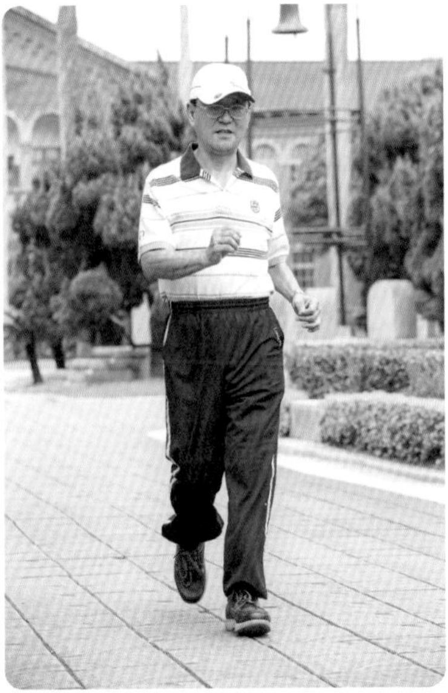

你是糖尿病的危險群嗎？

糖尿病是一種身體新陳代謝異常的疾病，主要是因為體內的胰島素分泌不足或功能減退或細胞對胰島素的敏感減低、而引起對醣類代謝異常，造成體內血糖過高。其臨床表現為多飲、多尿、多食和體重下降以及血糖高、尿液中含有葡萄糖（正常的尿液中不應含有葡萄糖）等情形。

糖尿病是可藉由飲食、體重控制、運動及藥物互相配合，使得血糖達到理想濃度，當血糖值略為偏高時，可先用飲食及運動來加以控制，若無法有效控制時，再施以藥物治療。糖尿病飲食係以正常飲食做基礎，藉由調整其熱量、蛋白質、脂肪、醣類的攝取量，達到血糖值控制良好的一種飲食。均衡飲食是糖尿病飲食很重要的概念，要均衡攝取各種食物。

健康瘦身不可不知

自我檢查是否為糖尿病危險份子？

正常成年人血漿葡萄糖濃度，在早上空腹飯前應為70~105mg/dL，而飯後兩個小時之血糖值應為70~120mg/dL。若飯前血糖值持續大於126mg/dL（一般至少有兩次檢查結果），或飯後血糖值大於200mg/dL，且有明顯糖尿病症狀、糖化血色素（HbA1c）的數值大於七以上，則可診斷為糖尿病。若血糖值介於上述理想血糖和糖尿病血液值之間，則稱為葡萄糖耐受性不佳，就是警告你得「小心注意」了。

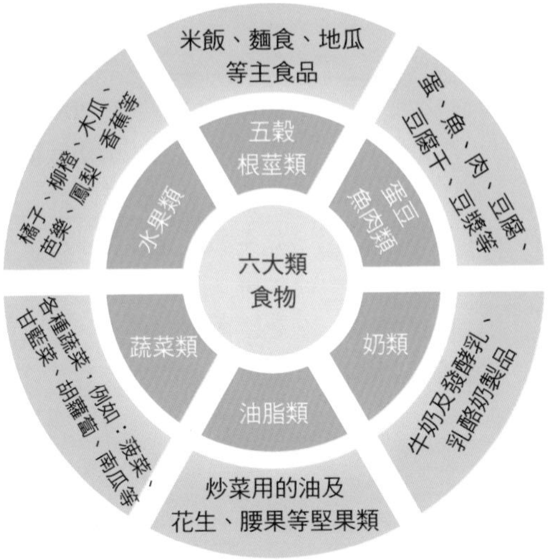

圖 六大類食物表

健康瘦身不可不知

什麼是糖化血色素（HbA1c）？

人體血液中的紅血球含有血色素，血色素有糖化反應表示細胞內的蛋白質也受到糖化，可能功能異常。當血液中的葡萄糖進入紅血球中，與血紅素結合之後，則形成糖化血色素。血液中的葡萄糖濃度愈高，糖化血色素也就愈高。糖化血色素的主要功能就是把氧氣帶到人體各部位，提供身體組織細胞運用。

遠離高血糖，持續健康的祕訣

飲食方面	多吃富含纖維質的食物	‧如蔬菜、水果、未加工的豆類、全穀類；攝取水溶性膳食纖維，能幫助腸胃蠕動，有效減緩身體對葡萄糖吸收速率，也使飯後血糖不易急速上升。
	減少食用澱粉量高的食物	‧如芋頭、馬鈴薯、紅薯、玉米、菱角等。
	宜少鹽並少吃高膽固醇的食物	‧動物內臟、蛋黃、肥肉與油炸、油煎、油酥的食物均不宜多吃。 ‧醃漬食品與罐頭等鹽分高的食品亦不適合多吃。
	減少攝取動物性脂肪酸的油脂	‧豬皮、雞皮等油脂高的食物不宜多吃。 ‧建議使用含不飽和脂肪酸的油，如茶油、苦茶油、橄欖油等。
	少吃精製的碳水化合物食品 調味宜清淡 飲食要均衡	‧如糖果、蜂蜜、汽水、罐頭、果汁、蜜餞、加糖罐頭等。 ‧避免太多調味品及高鹽分食物。 ‧每天吃三餐，每餐都要符合六大營養素的攝取量。 ‧每餐蛋白質及脂肪類食物合占40%，蔬菜、水果、碳水化合物占60%。
	用餐前先飲水	‧每餐餐前至少喝下600c.c.的開水，再開始進食。
	選擇低GI食物並注意進食順序	‧白飯、糯米飯、白吐司或白麵包等高GI食物易加速血糖上升，引起飢餓感，增加進食量、脂肪堆積。 ‧纖維量豐富的全穀類及蔬菜等低GI食物，攝取後，血糖上升速度較緩慢，有助血糖、血脂與體重控制。 ‧每餐先吃蛋白質食物，有助於達到燃燒脂肪目的。

遠離高血糖，持續健康的祕訣

運動方面	選擇適合自己興趣的運動，且以有氧運動為基礎 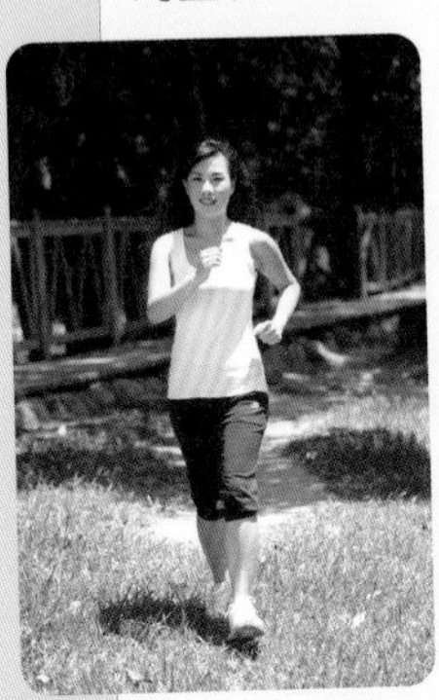	• 必須養成長期而規律的運動習慣。 • 適合進行快走、慢跑、騎腳踏車、游泳等可以消耗大量能量的有氧運動。 • 每次運動時間至少要30~45分鐘（從不運動或很少運動的人可以從十分鐘開始，逐漸增加運動時間。） • 每次運動都必須達到一定的強度（心跳速率=（220－年齡）x 70%），才能強化心肺功能。 • 長期有氧運動，能促進胰島素功能，增加肌肉量，提高基礎代謝率，會消耗肝醣，可降低血糖值。
生活方面	保持理想體重	規律的體格鍛鍊可以增加身體各類細胞對胰島素的反應，讓血糖更容易受到控制。
	戒菸	香菸有尼古丁及焦油有害物質，會提高胰島素阻抗，使胰島素功能下降，戒菸對血糖值改善有一定效果。

健康小筆記

Part II

維持「美麗」數字

香港大學一份調查顯示，男性減重比較容易，因為男性荷爾蒙、睪丸激素較高的緣故，所以肌肉比例較多、脂肪較少、新陳代謝比較快；女性則因為女性荷爾蒙較高的關係，比較不容易生成肌肉，脂肪較多，所以減肥效果較慢。

但無論性別，只要營養均衡攝取，適度攝入熱量，並多加運動，都可以逐步減重。

Chapter 1

保持健康纖瘦的四種技巧

當食物所提供的熱量超過身體所需時，過多的熱量會轉換成脂肪儲存，日積月累之後，造成脂肪囤積，體重增加，形成肥胖。吃得太多，不見得會胖，但是攝取的熱量太多，一定胖，只有吃營養的食物才不易變胖，而長時間規律運動的人也比不常運動的人不易變胖。

避免減掉肌肉，卻減不掉脂肪

光靠飲食控制減重，會先減掉肌肉，而不是脂肪。節食時，脂肪一定是身體最後才會去動用的救兵，因為對身體來說，把脂肪轉化成「葡萄糖」是一件非常沒效率的工作。是脂肪能轉換成「葡萄糖」的原料只有甘油（Glycerol）的部分，但甘油在脂肪內占的比率很低。所以，身體一定會把

你減掉的究竟是脂肪還是肌肉？

健康減重減掉的應該是脂肪，而非肌肉。藉由體脂率的變化告訴你，你減掉的是脂肪還是肌肉。

例一 體重60公斤、體脂率25%的成年女性，減重前後，體脂率不變。

減重前：

體脂肪為60 kg x 25% = 15 kg

肌肉量為60 kg - 15 kg = 45 kg

減重後，若體重降至55 kg、體脂肪仍維持25%：

體脂肪為55 kg x 25% = 13.75 kg

肌肉量為55 kg - 13.75 kg = 41.25 kg

成果如下：

體重減輕60 kg - 55 kg = 5 kg

體脂肪下降15 kg - 13.75 kg = 1.25 kg

肌肉量減少45 kg - 41.25 kg = 3.75 kg

這位女性減掉的5公斤中有3.75 kg是肌肉，所占比例高達75%，表示減掉的多是肌肉而非脂肪。

例二 體重60公斤、體脂率25%的成年女性，減重後，體脂率降至20%。

減重前：

體脂肪為60 kg x 25% = 15 kg

肌肉量為60 kg - 15 kg = 45 kg

減重後，若體重降至55 kg、體脂肪降至20%：

體脂肪為55 kg x 20% = 11 kg

肌肉量為55 kg - 11 kg = 44 kg

成果如下：

體重減輕60 kg - 55 kg = 5 kg

體脂肪下降15 kg - 11 kg = 4 kg

肌肉量減少45 kg - 44 kg = 1 kg

這位女性減掉的5公斤中只有1公斤是肌肉，所占比例僅20%，表示減掉的主要是脂肪而非肌肉。

這種沒效率的事擺在最後做。

一味地少吃，一日總熱量低於八〇〇大卡，只會讓新陳代謝下降，無法燃燒脂肪。在減掉脂肪之前，可能已經先減掉一堆肌肉了，長期下來只會營養不足（貧血）、面黃肌瘦、掉髮，女性朋友甚至生理期不來。之後當你恢復進食時，很不幸的，先前的節食方式反倒讓你的身體囤積更多脂肪！減肥正確的做法是減少油脂、糖分的攝取，注意營養均衡、不偏食。至於怎麼確定自己減掉的是脂肪或肌肉呢？不妨利用可以測量體脂肪的體重計，坊間相關商品極多，讀者可選擇適合自己的。

從吃入手，健康又窈窕

一、堅果是優質營養素的來源

過去我們都以為堅果只有油脂，但近年來發現堅果的營養價值還包括礦物質及不飽和脂肪酸，是很好的植物性蛋白質來源，可去除自由基，並平衡

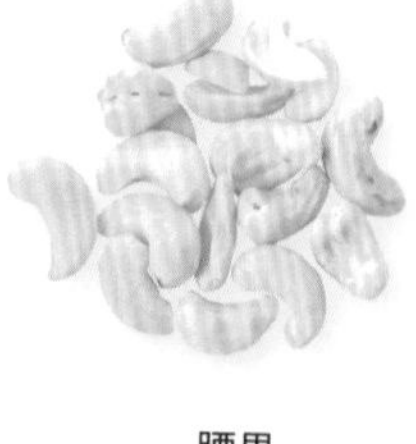

腰果

因食肉所得的飽和脂肪酸。建議每天攝取一～二份的堅果（一份約有熱量四十五大卡、脂肪五公克、蛋白質一．五公克），以滿足身體所需的不飽和脂肪酸、維生素、礦物質（鈣、鎂、鉀）、蛋白質。

不論從植物蛋白質的營養成分或攝取的感覺，榛果、核桃、杏仁、腰果在各類堅果中都是屬於甚好的蛋白質，很適合於秋冬期多攝取。

榛果在四大堅果中營養成分最高，可說是堅果之王。美國波蘭特大學在實驗中發現，榛果有很強的抗癌成份，對於卵巢、乳腺等癌症有很好的抑制作用，並且有很高的鎂、鈣、鉀等微量元素，具有降低膽固醇、破壞因食肉所產生的飽和脂肪酸的功效，並可提高視力。

核桃在中國被稱為長壽果，適合勞心者食用。研究證明其含磷質很高，可提高大腦的生理功效，增加記憶力。以中醫理論來說，可提高皮膚生理活性，讓皮膚更細膩有光澤，當然，其所代謝的不飽和脂肪酸亦可以調節脂肪的代謝，減少心血管疾病之發生。

腰果含醣量較高，具有維生素及鋅、鈣、鐵等微量礦物質，所含之亞油酸及亞麻酸可預防動脈硬化，惟與其他堅果相比，其飽和脂肪酸含

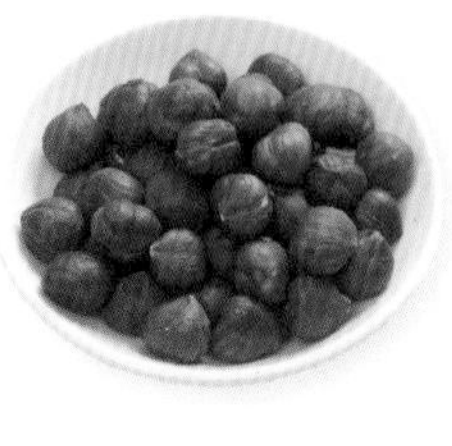
榛果

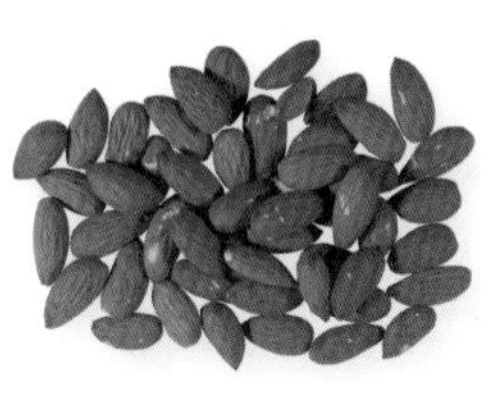
杏仁

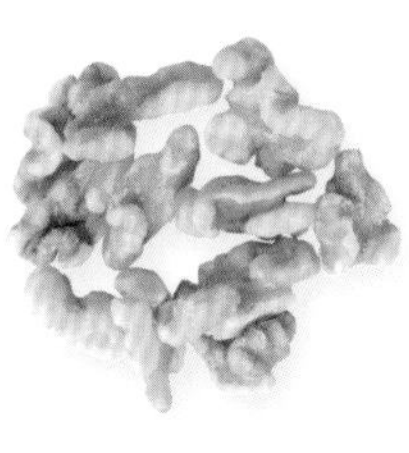
核桃

量較高，適量攝取即可。

杏仁也含有不飽和脂肪酸、維生素E、鈣、鐵等礦物質。中醫認為在秋冬時食用，可潤肺、去除煩躁。杏仁是天然的解毒劑，可排除人體內的自由基，可抗衰老，常與「長壽」聯想在一起。

這四種堅果什麼時間點吃最好？若當作零食，因其熱量高，恐有致胖的疑慮，特別在晚餐之後及餐與餐之間，邊喝茶邊吃堅果，肯定會胖，但若於正餐時食用，作為植物性蛋白質之來源即不會有問題。堅果的膳食纖維很高，屬於低GI食物，在胃裡需四～五個小時方可消化，容易產生飽足感，但堅果類因含有一種大量植物酸（單寧），不可生吃，多吃會產生嘔吐、胃脹、食慾減退等不良反應，但只要曬乾或炒熟，其中的植物酸含量會變低，食用起來較安全。

堅果含有多種礦物質、維生素B、E且膳食纖維豐富、營養價值高，對健康非常有幫助，建議早上食用最佳。因早餐比較不易飲食過量，且早餐營養的供應往往較不充足，宜增加植物蛋白質攝取，以應付一整天繁忙的工作。不過，有腹瀉及咽喉疾病的兒童及對堅果過敏

健康瘦身不可不知

堅果的熱量高，怎麼健康吃？

- 建議在早上食用，作為早餐的植物性蛋白質及油脂的來源。
- 一次食用一湯匙的量。
- 選擇未油炸、未加工、單純烘乾的天然堅果。
- 宜挑選綜合堅果，多元攝取。

的人，應暫時避免食用。

二、選擇好的澱粉食物也可以吃得很開心

我們都知道澱粉屬於碳水化合物中的多醣，是熱量的主要來源，吃太多就容易堆積脂肪，會變胖，所以很多人會因為飯的熱量高（一碗飯熱量為二八〇大卡）而不吃，其實，飯絕對不能不吃，它可是提供六大營養素之一的主食。

至於看似較清淡的吐司其實一點都不會讓你輕飄飄，一片十公分見方、一公分厚的白吐司熱量是七〇大卡（含蛋白質二公克、醣十五公克）；一顆山東大饅頭的熱量則是三五〇大卡（含蛋白質十公克、醣七十五公克），不小心吃多了鐵定胖。

所以喜歡吃澱粉類的讀者不妨以地瓜、糙米、紅豆、綠豆（除黃豆以外）等優質澱粉類食物取代，只要每天改吃此類抗性澱粉，即可達到減重效果，人也會越來越健康喔。

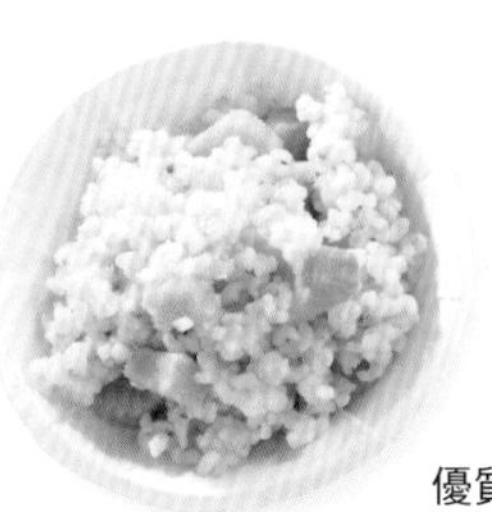

優質澱粉：糙米飯&地瓜

三、水果聰明吃，消化更順暢

水果提供人體碳水化合物、維生素、礦物質等營養素，是三餐必備的食物，但若單以水果來減肥卻是不正確的方式，容易造成營養不均、熱量過高，對健康並不好。

水果的糖分容易吸收，且容易消化（消化與吸收時間約為三十分鐘至一個小時），具有豐富的營養和水分，可養顏美容、抗氧化，有些還可利尿、消水腫；但不少水果糖分高、水分多、熱量驚人，如果要減重即須注意攝取水果的量（以每日攝取總熱量一二〇〇大卡為例）。挑選糖分少、熱量低的種類，每天最多兩份（兩碗），以直徑十一公分、五．五公分高的飯碗（三〇〇西西）裝八分滿為限，熱量約一二〇大卡。若每日總熱量二二〇〇大卡，則最多三．五份（碗）。

判斷水果熱量高低，最直覺的判斷就是「吃起來甜不甜」，越甜就表示熱量越高。熱量高的水果有榴槤、香蕉、紅毛丹、龍眼、櫻桃、柿子、石榴、百香果、葡萄、酪梨、李子、芒果、柳橙、荔枝等，這些水果不是

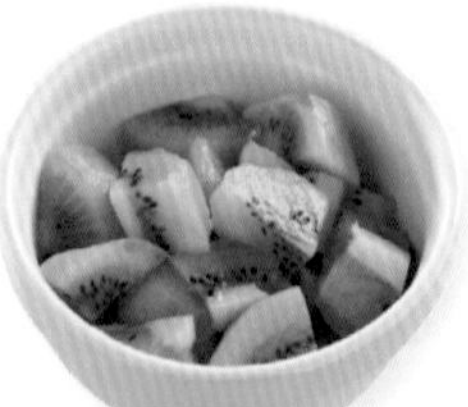

不能吃，只是吃時要注意熱量、份量，少吃一些。甜度較低的水果則有桔子、枇杷、葡萄柚、蓮霧、楊桃、番茄、小番茄、芭樂、草莓、柚子、青蘋果等。其中，番茄較不適合空腹食用。我常吃的水果有番茄、芭樂、蘋果、葡萄、鳳梨等。

番茄的台語是「柑仔蜜」，含有豐富的維生素C、A及鉀、鐵、茄紅素，抗氧化力強，可抵抗皮膚老化及老人斑，並能對抗多種退化性疾病（如阿茲海默症、帕金森氏症等）、減少低密度脂蛋白膽固醇的氧化、減少冠狀動脈發生、幫助腸胃蠕動。

低熱量水果排行榜

每100公克所含之熱量	水果名稱
46～60大卡	蘋果、鳳梨、棗子、桃子、李子、粗梨、紅龍果、木瓜、奇異果、土芒果、酪梨、葡萄 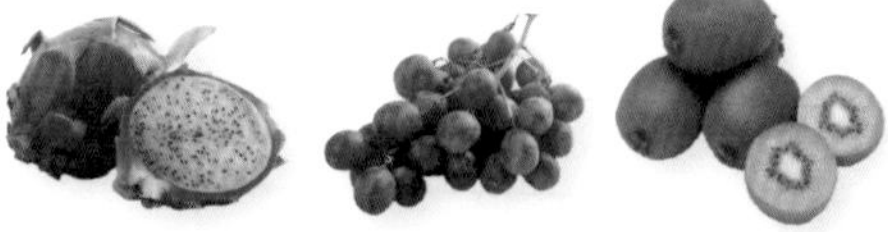
36～45大卡	芭樂、草莓、愛文芒果、柑橘、海梨、柳丁、水梨、水蜜桃 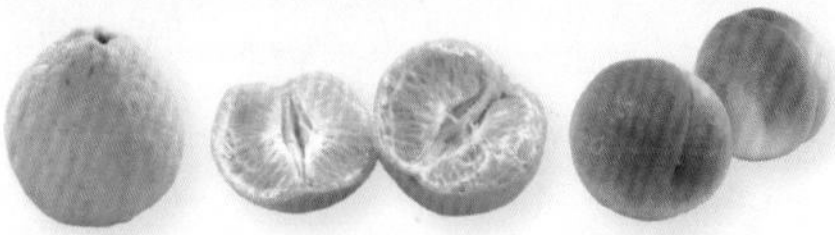
25～35大卡	哈密瓜、西瓜、狀元瓜、香瓜、枇杷、文旦、葡萄柚、蓮霧、楊桃、聖女番茄 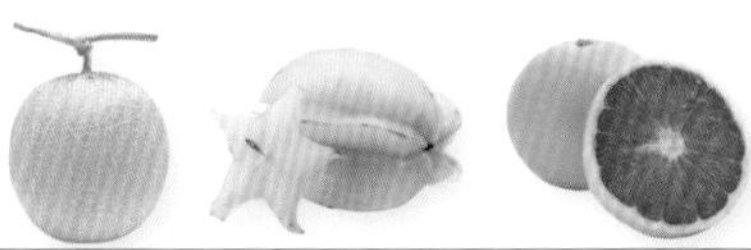

	選購方法
	宜挑選果皮上有薄粉、細嫩光滑、綠中帶黃，且瓜蒂上還保有漿液的。
	宜挑選果粒碩大、果型正常、皮上茸毛健康，熟度適中，果肉微軟有彈性，無凍傷、壓傷、腐爛者為佳。
	台灣的葡萄柚有紅肉、白肉兩種，選購時宜挑選果實碩大豐圓且表皮光滑、紋路細緻者。
	宜挑選皮薄有光澤、色澤均勻、富彈性、形狀橢圓、氣味芬芳者。果皮粗糙或果實太大者，通常果肉及汁液較少，不宜選購。

芭樂在台灣四季都有，不過最好吃的季節是九月到十一月。芭樂品種很多，有泰國芭樂、珍珠芭樂、世紀芭樂等。芭樂的維生素C、多酚都非常豐富，熱量中等、水分足、抗氧化高，可增加飽足感，是糖尿病患者與減重的人最佳的水果選擇，連芭樂籽一起吃，可以獲得很豐富的膳食纖維。

我每天早餐後一定要吃一顆蘋果。台灣的蘋果以進口為主，本地產的多分布在中部梨山等高山地區，產量不多。蘋果的果肉很堅實，味道甘性溫和，每份只有六十大卡的熱量（約三〇〇西西的碗裝八分滿），並含有豐富的果膠、鉀、可溶性膳食纖維、胡蘿蔔素、鞣酸、蘋果酸、檸檬酸等，可幫

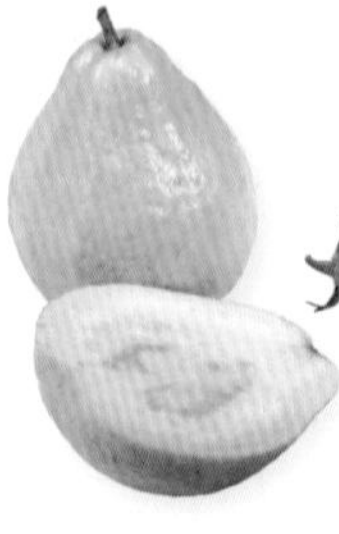

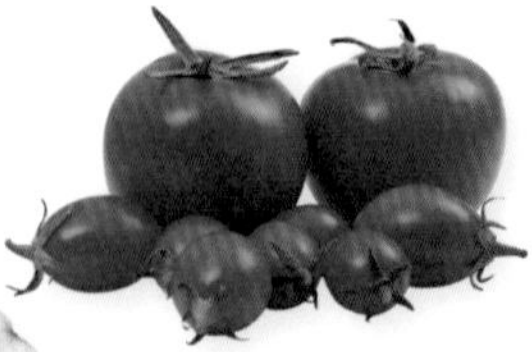

越吃越健美的水果

水果	營養成分	優點
木瓜 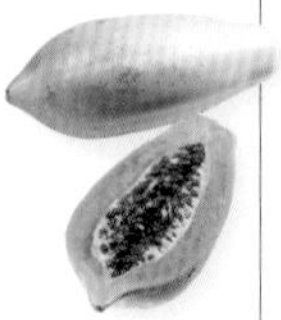	纖維素與維生素A、B、E，以及鈣、磷、鐵、鉀、鈉、鋅、木瓜鹼、凝乳酶、有機酸、番茄紅素、β-胡蘿蔔素和纖維蛋白酶等	100公克的木瓜有52大卡熱量，所含凝乳酶能分解脂肪，消化油脂易於消化吸收，纖維蛋白酶則能助蛋白質消化，餐後食用有助於脂肪及蛋白質消化。且有防癌及保護心膽血管的功能，尤其番木瓜鹼有強大的活力，有腫瘤的病人，適當的吃一點木瓜，可幫助病況改善。
奇異果 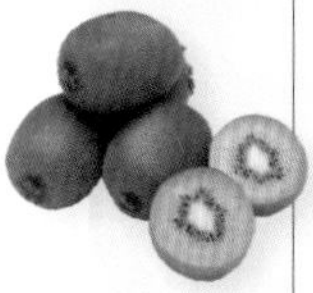	維生素A、B_1、B_2、E、D，以及硫、磷、氯、鎂、鈣、鐵、鋅等礦物質與β-胡蘿蔔素、菸鹼酸、膳食纖維、單寧酸等	100公克的奇異果有53大卡熱量，且含有豐富的膳食纖維，可預防便秘。蛋白水解酶則可幫助蛋白質消化。另外，維生素C豐富，能給皮膚補充養分，預防黑斑，使皮膚更加白皙細膩。
葡萄柚 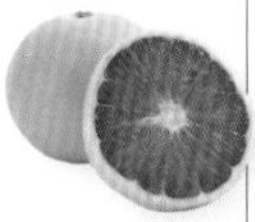	維生素B_1、B_2、C與檸檬酸、鈉、鉀、鈣	100公克的葡萄柚僅有35.3卡熱量，熱量很低，且檸檬酸有助於肉類消化。
檸檬 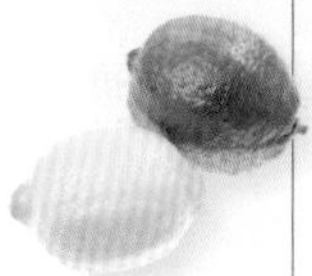	鈣、磷、鐵及維生素B_1、B_2、B_6、C，以及有機酸、黃酮類、揮發油等	能促進胃中蛋白分解酶分泌，並增加胃腸蠕動，有很好減肥效果。維生素含量豐富，是天然的美容佳品，可抑制黑斑、美白肌膚，使皮膚光潔潤滑。

助吸收腸道水分、增加糞便體積、改善輕度腹瀉及預防大腸癌。紅色與橘色的蘋果更含有山楂、粉橘、細皮素、茄紅素、β胡蘿蔔素等。蘋果果皮與果肉間的營養素尤其豐富，如果能連皮帶肉吃最好，不過蘋果通常有上蠟，所以要多沖洗，若還是無法去除蠟，建議還是去皮吃較好。

葡萄含有豐富的維生素C、鉀，常被用來釀酒、釀果汁。深色葡萄如黑葡萄、紅葡萄，含有豐富的花青素、葉綠素、礦物質等，具有很強的抗氧化性，可以調節人體的酸鹼平衡、抵抗老化。

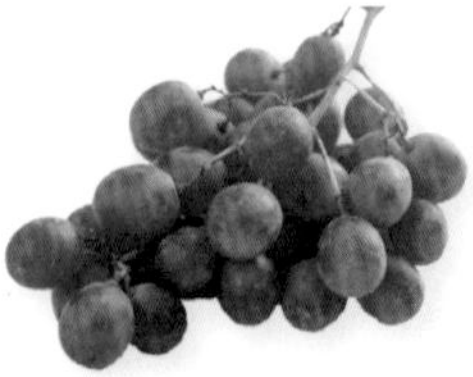

	選購方法
	宜挑選果實飽滿肥大、尾部圓滑，且果皮外緣稜角不明顯，無擦傷、壓損或過熟腐爛者。
	挑選蘋果時不妨輕彈一下，聽聽聲音，聽起來堅實沉重就表示新鮮，若濃濁低沉則表示放置太久，不夠新鮮。 **提醒：**蘋果表皮均有水蠟，食用前，要以清水多次沖洗，洗好後再以紙巾擦拭，若果皮觸感澀，即表示水蠟已去除，可直接食用，否則還是削皮食用較安全。
	宜挑選果實豐滿、色澤鮮紅、有光澤，香氣濃，甜度亦高。 最好以硬盒包裝，以免碰傷。買回家後，放入冰箱冷藏，吃時再取適量清洗，以免水傷。

越吃越健美的水果

水果	營養成分	優點
香蕉 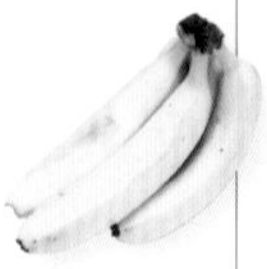	纖維素與維生素A、B_1、B_2、B_6、C、E，胡蘿蔔素、硫胺素、核黃素、去鉀腎上腺素等化學物質，以及鈣、磷、鐵、鎂、鉀、鈉、鋅、菸鹼酸	100公克的香蕉有91大卡熱量，熱量較高，吃多了，容易增加體重，尚未成熟的青蕉含有寡糖，較不會增加體重。香蕉富含纖維素、果膠與果膠糖，可增強腸內益菌（乳酸菌）的活力，刺激腸蠕動，每天吃一根香蕉，可使排便正常。
蘋果 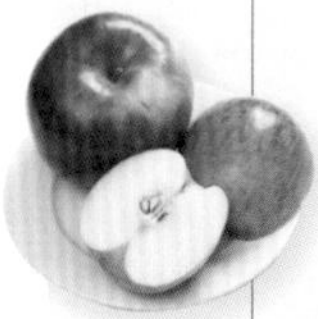	維生素A、B_1、B_2、B_6、C，以及菸鹼酸、粗纖維、膳食纖維與磷、鎂、鈣、鐵、鋅、鈉、鉀等礦物質	平均一顆蘋果就含有5公克的纖維素，且還含有屬可溶性纖維的豐富果膠，不僅有飽足感，還能促進膽固醇代謝、有效降低膽固醇、促進脂肪排出體外。蘋果含微量元素鉀，能擴張血管，有利高血壓患者，而鋅亦是人體所必需。
草莓 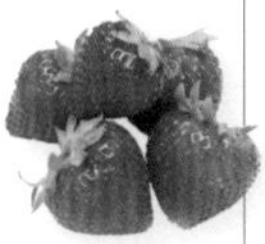	維生素A、B_1、B_2、B_6、C與膳食纖維，以及鈣、磷、鐵、鎂、鉀、鈉、鋅等礦物質與胡蘿蔔素、鞣胺酸、黃酮類、果糖、蔗糖、葡萄糖、檸檬酸、蘋果酸、枸橼酸、草酸等	草莓熱量低、養分高，又富含纖維素，可助體內脂肪分解、降低膽固醇、促進腸蠕動，讓排便順暢。同時也是人體必需的纖維素、鐵、鉀、維生素C和黃酮類等成分的重要來源。

鳳梨的原產地是西印度群島，含有豐富的維生素B_1、C與有機酸、膳食纖維等，可抗氧化、促進新陳代謝、恢復疲勞、增進食慾、幫助腸胃蠕動並促進消化。鳳梨中的水溶性纖維富含果膠，具黏著性，可以增加腸內益菌活動，幫助排便。飯後吃鳳梨，有助於鐵質吸收。鳳梨去皮後可用鹽水稍加浸泡，稍微去除有機酸與生物鹼，可以減輕對口腔粘膜的刺激。鳳梨皮肉若有黑斑、黑點，就要去除。

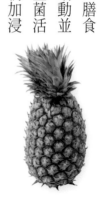

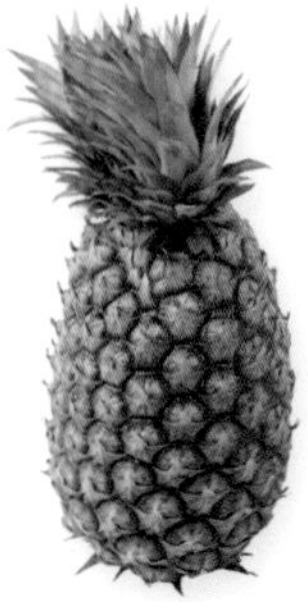

	選購方法
	宜挑選果實飽滿、外皮光滑、有亮澤，且顏色鮮豔、色澤均勻者。
	宜挑選果皮色澤鮮豔、有光澤，果實飽滿、結實且無裂痕或病斑者。
	宜挑選外皮明亮、呈現自然光澤者。剝殼椰子則挑選國產椰子，較新鮮理想。
	宜挑選果實大小適中、呈柚狀、果皮顏色翠綠均勻、果面皺摺且凹凸明顯、拿起略感沉重者。
	宜挑選色澤鮮豔、果實飽滿並連著新鮮不乾枯的果蒂者。
	宜挑選果皮有光澤且果實結實、不軟爛者。

越吃越健美的水果

水果	營養成分	優點
火龍果 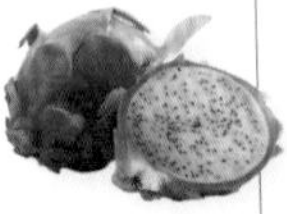	維生素B_1、B_2、B_3、B12、C、E與胡蘿蔔素、花青素、植物性白蛋白、水溶性膳食纖維，以及鈣、磷、鐵等礦物質	低熱量、高纖維，維生素豐富，可美白、減肥、降血糖，豐富的水溶性膳食纖維則有助於防治便秘、潤腸和預防大腸癌，甚至瘦身。
番茄 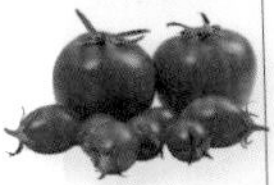	維生素A、B_1、B_2、B_6、C與茄紅素、果膠、酵素、胡蘿蔔素、纖維素等	糖分、澱粉含量少，適合節食或患糖尿病者食用，能消除疲勞、滋養皮膚、增進食慾、整腸排毒、淨化血液、預防老化。
椰子 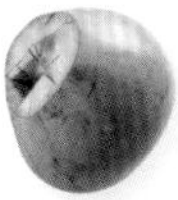	含棕櫚酸、油酸等油脂與醣類、脂肪、蛋白質、膳食纖維，以及維生素B群、維生素C與微量元素鉀、鎂等	可利尿消腫、補充細胞內液、擴充血容量、滋潤皮膚、駐顏美容。
芭樂 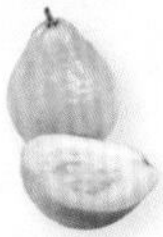	維生素A、B_1、B_2、B_6、C與膳食纖維磷、菸鹼酸，以及鈣、鎂等	芭樂熱量低、纖維高、水分高，飽足感充足，不只是減重的好幫手，也是糖尿病和減肥者最常攝取的食物之一。
櫻桃 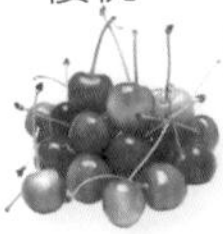	維生素A、B_1、B_2、B_6、C與胡蘿蔔素、檸檬酸、膳食纖維，以及鈣、磷、鐵等礦物質	鐵質豐富，能養顏美容。
李子 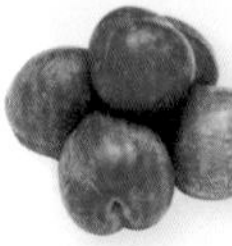	含維生素A、B_1、B_2、B_6、B_{12}、C、E、H與胡蘿蔔素、葉酸、菸鹼酸、纖維，以及鈣、磷、鐵等礦物質	能促進胃酸和胃消化酶分泌、增加腸胃蠕動、促進消化、增加食慾，為胃酸缺乏、食後飽脹、便秘者的食療良品。

四、優質蛋白質是提升新陳代謝最有效的食物

蛋白質主要功能在於提供人體所需的胺基酸，蛋白質的營養價值取決於胺基酸種類、含量和消化吸收率，品質優良的蛋白質消化率高，必需氨基酸種類齊全，比例適當，足供人體生長與維持生命的需要，例如全熟的水煮蛋、茶葉蛋、滷蛋、牛奶、魚類、大豆及其製品。

正常人一天需要的蛋白質大約是一公斤體重要一公克，但是飲食要均衡。蛋白質可以提供肌肉組織的生長，但是吃太多反倒對身體不好；何謂吃太多？人體一天所需熱量中的二十五％是蛋白質，超過這個量就不好。

想要減重，就必須提升蛋白質的攝取量，蛋白質是提升新陳代謝最有效率的食物；不同於碳水化合物與脂肪，蛋白質需要身體消耗更多的能量才能被消化，身體用來消化蛋白質所需的熱量約占所攝取蛋白質的三分之一。另外，蛋白質消化的時間約四至五個小時，吃一定量的蛋白質有長時間的飽足感，是低ＧＩ的食物，不會使糖分變成脂肪儲存，而是使身體的代謝進入脂肪燃燒的狀態，較能有減重效果。但是仍要提醒讀者，不能吃過頭，一旦吃

太多，會有酮酸中毒之虞。再次強調，成功減重的前提是營養均衡，滿足身體所需的各種營養。

1．大豆是天然優質植物性蛋白質來源

根據實驗，大豆的蛋白質高達六十六％，又稱為植物性肉類。大豆蛋白質可提供八種必須胺基酸，組成接近動物性蛋白質，特別是大豆還含有植物性蛋白質所缺乏的離胺酸（Lysine）。

大豆中的大豆異黃酮與維生素E可抗氧化、防止壞膽固醇氧化、預防動脈硬化；大豆中的脂質含有不飽和脂肪酸達八十六．一％以上，可以降低膽固醇；還有大豆皂素可抗氧化和預防動脈硬化；大豆卵磷脂則能抑制脂肪囤積、改善失眠。

另外，大豆蛋白消化產生的物質會與肝臟分泌的膽汁酸結合，讓膽汁酸容易隨著糞便排出體外。膽汁酸減少，必會使用肝臟內的壞膽固醇來轉化補充，此時肝臟內的壞膽固醇受體增加，將壞膽固醇從血中清除掉。

大豆的好處實在說不完，吃法也很多，可乾燥、水煮，還可以磨成粉，

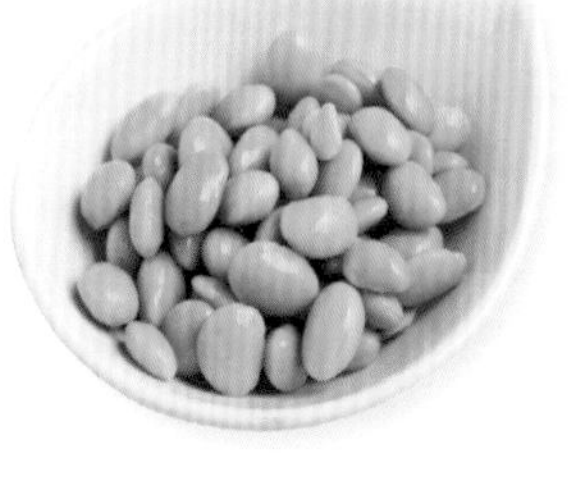

做成豆腐、豆渣、納豆、味噌、豆漿等。尤其是水煮大豆，異黃酮含量最高，味噌的含量則最少；納豆則含有豐富的食物纖維，可以降膽固醇。想要減重的人多吃大豆類食物，還能增加飽足感與食物纖維，對於減重有加分作用，惟必須注意避免食用油豆腐、炸過的豆皮等食物，以免因為多出來的油脂而越減越胖。

2．雞蛋是最佳的動物性蛋白質來源

就營養學來說，雞蛋是相當不錯的蛋白質來源，含有完整的必須胺基酸，九成都可被人體吸收，被吸收性可說是全部動植物蛋白質中最高的，且富含多種容易吸收的維生素及礦物質，如維生素A、B、D、E、K及卵磷脂、磷、鈣、鐵、鋅、膽鹽，對於增加大腦功能、促進新陳代謝非常有幫助，說它是最佳的蛋白質來源也不為過。

不過，很多人因為擔心膽固醇太高而不敢吃蛋，一顆中型的雞蛋約含有二一〇毫克的膽固醇。其實，人體內的膽固醇三分之一來自於每日攝取的食物，三分之二來自於身體合成。真正影響膽固醇高低的是攝取過多飽和脂肪，雞蛋的膽固醇含量遠比肥胖及吸菸的影響來得小，如果不吃會是營養來源的一大損失，只要適度地攝取，將膽固醇量控制在三〇〇毫克以下即可。健康的人一天一顆雞蛋，不會對健康造成不良的影響，但如果你的膽固醇偏高、有高血壓等，不妨先向醫師或營養師討教後再來吃，通常兩、三天吃一顆雞蛋是沒問題的。

生雞蛋因含有抗生物素蛋白（Avidin），會與維生素結合並阻礙生物素作用，所以生吃可能會影響營養吸收。另外，蛋雞可能施打抗生素等藥物，會對健康造成影響。未清洗過的蛋殼可能佈滿微生物或細菌，也可能因飼養或殺蟲劑等殘留污染，若生食可能受到汙染或致病，建議熟食較理想。

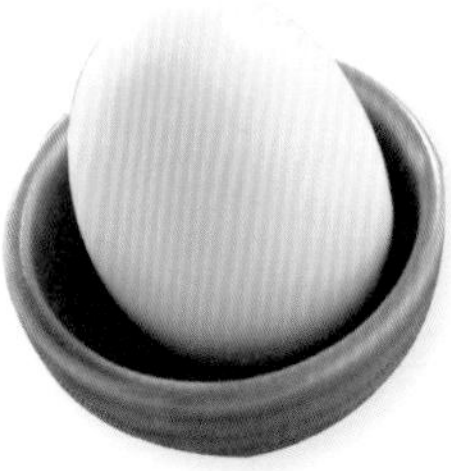

五、健康減重的天然好物

1．苦茶油

苦茶油素有「東方橄欖油」之稱，可耐高溫，適合各種烹調方式，飽含高量的單元不飽和脂肪酸與低量的飽和脂肪，完全不含反式脂肪，且零膽固醇，還有豐富的維生素A、E及蛋白質、山茶柑素，對於皮膚和消化道黏膜的修復效果非常好，不僅能開胃、促進食慾、養顏美容，營養價值也很高，對幽門桿菌具有抗菌的效果。

選購苦茶油要聞味、觀色。高品質的壓榨苦茶油具有淡淡清香、苦味不明顯，偏黃綠色；高溫榨取的苦茶油味濃、呈深褐色；化學溶劑萃取的味道和顏色則非常淡。

再來是確認產品檢驗報告。苦茶籽的保存過程若未保持低溫、乾燥，即可能遭到黃麴毒素汙染，所以檢驗報告非常重要，要注意是否含有黃麴毒素、重金屬含量、酸價（油脂會因為存放

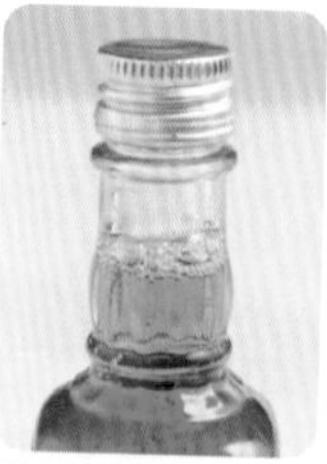

搖晃後泡沫沒有馬上消失

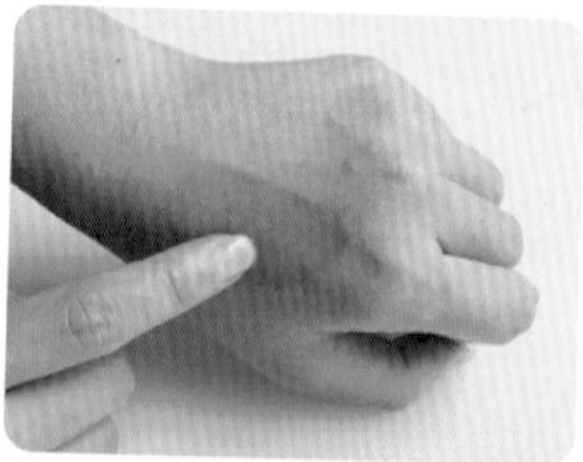

塗抹於手背上，很快被皮膚吸收

辨識苦茶油未添加沙拉油方法

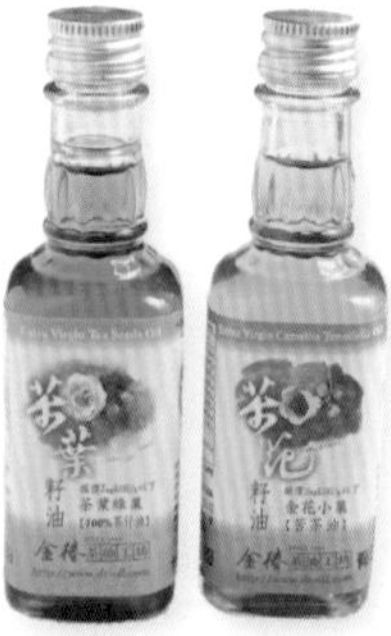

苦茶油

時間過久或開封後與空氣接觸而逐漸水解，生成游離脂肪酸之甘油。新鮮的油脂含極低濃度的游離脂肪酸，故酸價低，而酸價增加時，即表示油脂有變質的現象，測試酸價，可知油脂的新鮮度）。

購買時要選擇信譽卓著的優良廠商，因為苦茶油成本高，不肖的廠商可能會摻入沙拉油，辨識苦茶油是否有摻沙拉油有兩種方法，一是搖晃苦茶油，搖晃後，泡沫若沒有馬上消失，即表示未摻入沙拉油；二是將苦茶油塗抹於手背上，若立即被皮膚吸收，也表示沒有摻入沙拉油。

2．梅子、青梅精

梅子含有豐富的維生素、有機酸、礦物質等，雖具有酸味，但經消化吸收後，會形成帶鹼性的物質，使人體血液保持中性至微鹼性，具有促進新陳代謝及腸胃蠕動、幫助消化、淨化血液、提高免疫力、預防癌症、殺菌及延緩老化等功效。

現代人的飲食多以酸性食物為主，平日如能多食用梅子及其製

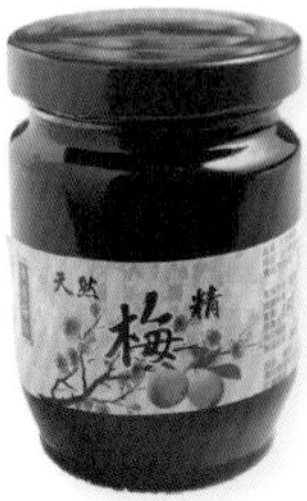

青梅精

品，將有助於平衡身體酸鹼值，尤其素食者更應該多食用梅子。臨床經驗顯示，素食者的膽固醇、三酸甘油脂都偏高。雖然梅子多食有益，但胃酸過多者不宜。非新鮮梅子產季時，不妨選用濃縮青梅精，其功效是一般鹼梅的三十倍，可每天使用一～二公克的梅精，一天食用一至三次。

3．蜂王漿

蜂王漿又稱蜂王乳，含有蛋白質、脂肪、碳水化合物、葉酸、泛酸、基醇與維生素A、B_1、B_2，及多種人體必需氨基酸和生物激素，極適合體質虛弱、多病的老年人及精力不足、容易疲勞的上班族使用，可去除皺紋、斑點、滋潤皮膚、美容養顏、消除疲勞、增加體力、保健腸胃；其中高量的泛酸可以協助脂肪與碳水化合物的代謝、提高解毒功能、強化腸胃道黏膜組織，並有效增進免疫力。

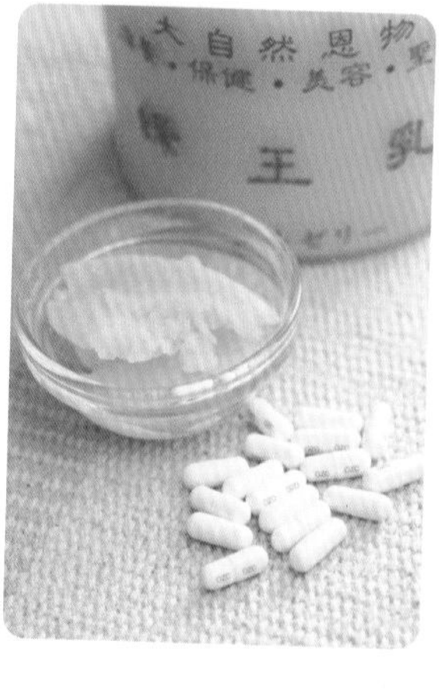

4．EPA、DHA、Omega-3與Omega-6

許多深海魚類都含有EPA、DHA兩種脂肪酸，如鯖魚、沙丁魚、秋刀魚、鰻魚、鮭魚等含量都很豐富，尤以青花魚或鮪魚含量最多。這兩種脂肪酸可以預防動脈硬化、抑制三酸甘油脂與低密度脂蛋白的合成，可以降低血中三酸甘油脂及壞膽固醇、抑制血小板凝聚，比較不容易產生血栓，還可以擴張血管、降低血壓，保持血管彈性及柔軟度。建議可以每天吃一塊魚肉，讓它成為飲食中主要的營養來源之一。魚肉是動物性蛋白質，一公克的蛋白質就有四大卡的熱量，所以也不可攝取過量。

魚肉是很理想的動物性蛋白質來源，減重者有時以魚肉取代牛、羊、豬等，既能充分補充蛋白質，又可以避免發胖。

人體內重要的脂肪酸可以分為兩大類，一類是來自植物的油脂（如黃豆油、芥花油、堅果等）和動物肉類的Omega-6，另一類是來自深海魚類的Omega-3。Omega-3脂肪酸屬於多元不飽和脂肪酸，能減少血栓形成，有效預防心血管疾病。深海魚的Omega-3脂肪酸是人體無法自行合成的必須脂肪酸，對於破壞飽和脂肪酸非常有幫助。當攝取過多的Omega-6脂肪酸

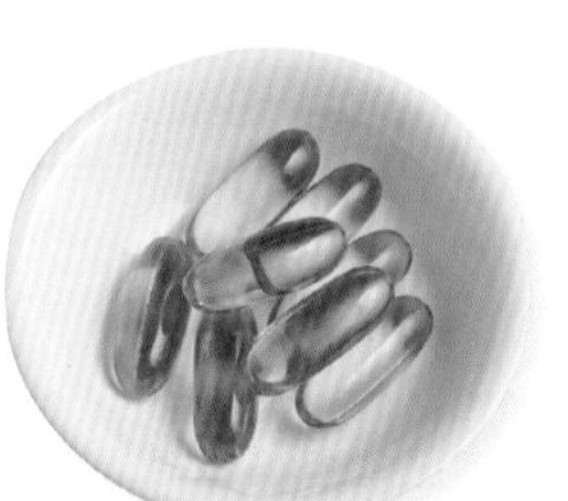

時，人體會製造一系列的傳遞激素物質，造成發炎反應，要避免過敏、發炎的發生，首要控制脂肪的攝取，少攝食會造成發炎反應的食物。

六、水是苗條的好幫手

每個人都會經由呼吸、排汗及大小便流失水分，必須適時適量的補充，才能維持體內水分的平衡；每人一天至少需飲用二〇〇〇西西的水，再依據不同的因素增加所需。水可幫助我們消化吸收食物、輸送養分和排除體內廢物、調解體溫、預防及改善便秘。**喝水的最佳時機是三餐餐前，每次飲用五〇〇~六〇〇西西，飲用時小杯小口地喝，切忌大杯大口，水溫約攝氏三十度、飲用時略感溫涼為佳。**

早晚一杯水也是我保健減重的良方。

1．**起床一杯水如天降甘霖。**清晨是一天之中補充水分的最佳時機，因為清晨飲水可以使腸胃馬上甦醒過來，刺激蠕動、防止便秘，更重要的是，經過長時間的睡眠後，血液濃度增高，這個時候補充水分，能迅速降低血液濃度，促進循環，

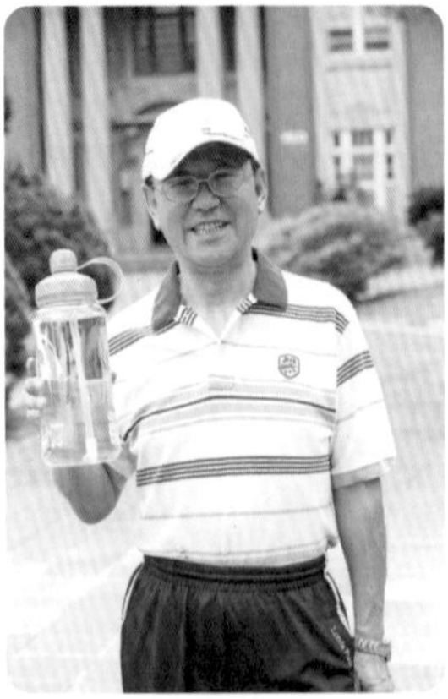

讓人神清氣爽，恢復清醒。

2．睡前一杯水如雪中送炭。人體在睡眠的時候會自然發汗，在不知不覺中流失了水分及鹽分，而睡眠的八小時內，身體都無法補充水分，這就是為什麼早晨起床會覺得口乾舌燥的原因了。因此建議在睡前半小時要預先補充水分、電解質，讓身體在睡眠中仍能維持平衡的狀態，同時也能降低尿液濃度，防止結石的發生機率。

七、健康減重就從三餐習慣做起

1．早餐像國王、午晚餐如乞丐：俗話說：「早餐是金、午餐是銀、晚餐是銅」，早餐要吃一〇〇%，早餐所吃進肚的東西，可以在一天內被完全吸收；午餐吃七〇%、晚餐吃三〇%，中餐至睡前可消化七、八成，晚餐消化的更少，晚上因為人體代謝率較慢，且外在活動量也不足，如果多吃澱粉類食物，就容易產生脂肪造成發胖。

2．一日之始從早餐開始：很多人因工作忙或起床較晚，經常不吃早餐。事實上，不吃早餐會對身體造成不良影響，因為從入睡到起床是一天當中禁食時間最長之階段，如果再無早餐供應食物，腦部血糖會因此很低，容易造成注意力不集中、疲勞、工作效率低落、反應遲鈍、精神萎靡。有的人則是早餐不吃，午晚餐猛吃，硬生生打亂消化系統的生理規律，更容易產生毛病。

3. **多吃天然的食材，避免攝取含食品添加物的食物。**
4. **餐餐少油、少鹽，少蔗糖、砂糖或果糖。**
5. **多蒸、煮、滷、燉、烤、水炒；少炸、煎、炒、醃製、勾芡、熬湯。**
6. **每餐細嚼慢嚥，至八分飽就停筷。**

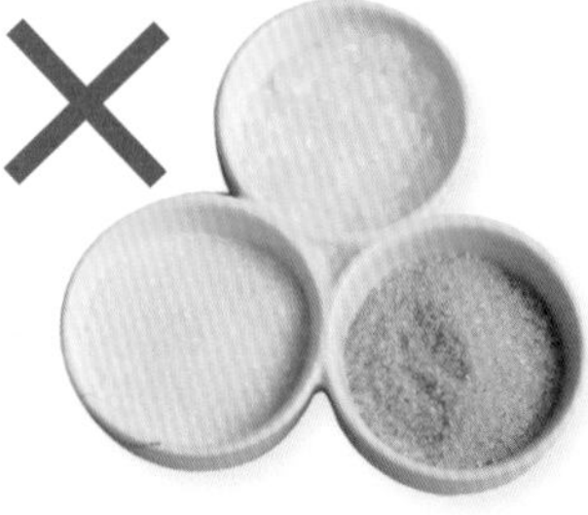

增加運動量，突破停滯期

雖然運動很辛苦而且無法快速減重，但運動可增加肌肉層組織、增強心肺功能、增加好膽固醇（HDL）及提高基礎代謝率，所以要享受健康就不能不動。

一、入門運動，快走最佳

體型肥胖的人最好先從快走開始，慢跑雖然很好，但容易因為重量導致足部傷害。快走就是不能像平常散步一樣的拖行，要抬頭挺胸、收下巴、腰桿挺直、跨開大步的走，並且雙手要握緊，行進時，肩部放鬆，從肩膀到手臂都要大幅度、有節奏地前後擺動且向前擺動的高度要達至胸前高度，由雙手帶動腳步往前走，雙眼向前直視、不能低視，以不感到吃力為限度。走時，從腰部使力，膝蓋內側完全打直，腳板向上提，後腳膝蓋完全伸展。

快走三十分鐘之後，即可以適度降低熱量，並將體內的游離脂肪酸作為熱量來源加以利用，可減少體內的三酸甘油脂。最理想的狀況是每天都快走，不然一週至少走三次，若時走時停，是沒效果的。

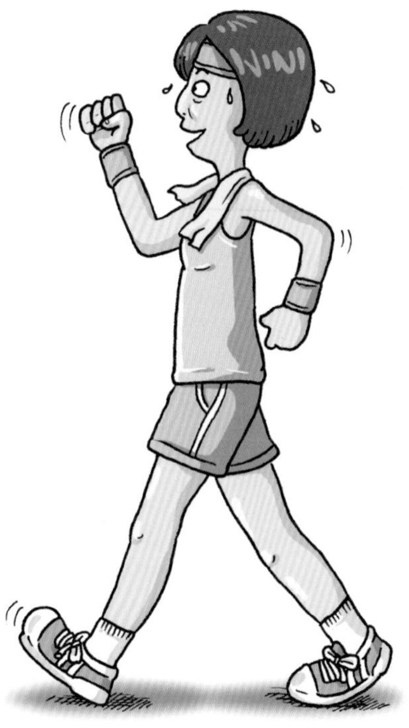

走路時，眼睛注視前方約四公尺處，自然呼吸、肩膀放鬆、挺胸縮腹、手臂自然地前後搖擺、膝蓋伸直、腳跟先著地再全腳踩地，行進間盡量走在一直線上，順著身體的自然節奏前進即可。

快走前務必先進行三~五分鐘的伸展運動，拉拉筋或做做伸展操，以免造成運動傷害。

那麼要走多少路、花多少時間才能夠消耗掉一定的熱量呢？因為每個人走路的技巧和方式不同，所以消耗的熱量不同，減重的結果也不一樣，一個體重七十公斤的人快走一小時、行進四公里，約可消耗三〇〇大卡，由於燃燒一公斤的脂肪需消耗七七〇〇大卡，所以欲以快走減重，每日快走一小時，約需二十六天才能夠成功減重一公斤。讀者們可以利用以上方式來估算自己目前進行的運動可以減掉多少重量。

有氧運動可以減少壞的膽固醇，增加好的膽固醇，因此欲降低壞膽固醇與三酸甘油脂、增加好膽固醇，除均衡飲食外，也需要適度的運動。

說到運動，大部分人想到的都是激烈運動，激烈運動屬於無氧運動，要減少壞膽固醇與三酸甘油脂，以有氧運動的效果較好，亦即要透過呼吸動作讓氧氣大量進入體內，使大型肌肉緩慢、規律、反覆且長時間地活動，這樣的運動可使心跳達到一三〇次／分左右。有氧運動可以讓血液循環順暢、改善動脈硬化、分解三酸甘油脂的酵素，三酸甘油脂的酵素被分解，其功能就會活化，變得比較容易分解極低密度脂蛋白，而可以有效利用進入人體中的氧氣，將三酸甘油脂分解的游離脂肪酸更有效率的轉化成熱量。另外，它也可以減少壞膽固醇，消除因為熱量過多所產生的內臟脂肪型的肥胖，亦可改善胰島素的阻抗性，相對地，也可以改善或減輕糖尿病。

有氧運動中以快走、慢跑、騎自行車、游泳等最理想。

二、破除停滯期魔咒

減重的人都有一個經驗，剛開始減得很快，但一陣子後就停滯不動。減重不可能毫無限制的減下去，我們的身體具有自我急救的機轉，遇到能量不足，就會自動提高食物的利用率，讓吃下肚的食物產生更多熱能來維持體重，因此若不改變減重方式，自然難以持續看到效果。若說有什麼方法可以突破停滯困境，那就是增加運動量，例如原來每週運動三次，可改為每週運動五次或每天運動，並增加肌力訓練，如伏地挺身等，以強化肌肉，使身體產生更多燃燒脂肪的能力。

腸胃多蠕動，身體自然瘦

腸子不動，滿肚子廢物清不掉實在令人懊惱！蔬菜水果吃不夠、睡眠不足、排便習慣不良、不運動、壓力大等都是便秘的原因。便秘不只是減重的大敵，對健康也不好，一個長年便祕的人實在很難說是個健康的人。

一、「順便」四要素缺一不可

不便秘，天天「順便」有四個要素，缺一不可：第一是纖維素，如果每日攝取的食物纖維太少，就容易造成腸道內固態穢物堆積（如果擔心纖維素不足，不妨購買洋車前子殼纖維粉，每日加入溫水攪拌飲用）；第二是水分，飲水不足會造成體內水量不夠，致腸道乾燥，糞便硬化；第三是腸道蠕動，大腸蠕動減緩，廢物卡住不動就會產生便秘，運動或按摩都可以改善腸胃不蠕動的問題；第四是潤滑，大便如果乾燥即表示欠缺油脂，適度攝取茶油、苦茶油、橄欖油等植物性油脂，可以增加腸道的潤滑度。

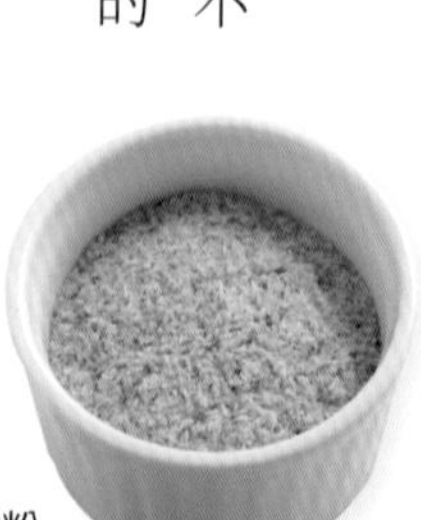

纖維粉

二、避免便秘的好習慣

便秘常常是一些不良生活習慣所累積下來的，欲避免便秘，就要養成以下的良好習慣：

1. 天天吃早餐：早餐可以引起胃跟結腸的反射，幫助排便。
2. 多喝水：每天至少喝二〇〇〇西西的水，早上起床空腹喝杯水溫約攝氏三十度的溫水。
3. 早上起床後，空腹喝一〇西西的苦茶油。倒在小杯子中直接喝下即可。
4. 快走三十分鐘後，喝六〇〇西西的溫開水。
5. 補充纖維粉等保健食品，可以幫助腸道清倉。
6. 保持好心情、減壓、避免過度操勞。
7. 早上起床後或睡前做腸道健康運動，如腹部按摩、深呼吸或踢腿等。
8. 飲用新鮮自製、不去渣的果汁：像柳橙汁擁有豐富果膠，可以刺激腸胃蠕動、促進食物快速通過消化道。雖然任何時間都可以飲用，但最好的時機是飯後食用，效果最佳。

三、避免便秘五字訣——按、喝、擺、食、解

按

1．按摩肚子：早晚揉腹，以幫助腸胃蠕動。每日清晨起床前和晚間上床後，身體仰臥，將兩手搓熱，以肚臍為中心，以手掌的寬度為範圍，用右手指腹按順時針方向揉抹腹部一百至兩百圈，然後再用左手指腹按逆時針方向揉抹腹部一百至兩百圈。

喝

2．喝溫水、喝苦茶油：清晨起床後，空腹喝一大杯約五〇〇西西的溫開水，使水分迅速進入腸內，鬆軟糞便，以利排出。此外，平時也要多飲開水。早晨睡醒空腹時，可酌喝苦茶油以利腸胃蠕動。

擺

3．擺動腰部：早晨進行腰部運動，提高腸的蠕動功能，以促進排便。兩腿分開站立，與肩同寬、雙手插腰、兩膝微屈，以肚臍為圓心，依順時針和逆時針方向各旋轉一百圈，每日早晚各一次最好。

食

4．食蔬果：常吃有利於通便的食物，一是多吃富含纖維素的蔬菜，如菠菜、芹菜等綠葉蔬菜、海帶、地瓜等，這些食物有良好的通便功效；二是常吃水果，以香蕉為最佳，如能每日飯後吃兩根香蕉，則排便無虞。

解

5．定時解便：養成定時排便的好習慣。

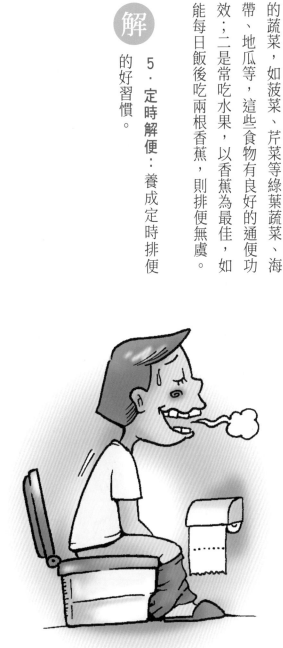

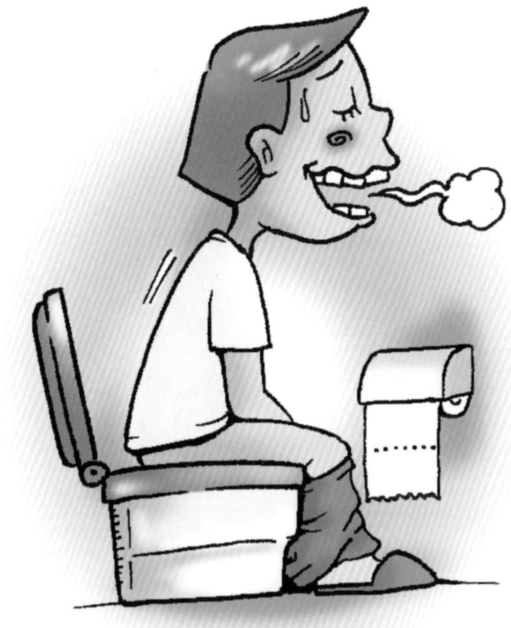

四、SOS！便秘了——刮痧

刮痧可以促進腸胃的蠕動、增強腸胃功能、改善便秘症狀。改善便秘的刮痧方法如下：

1．**準備**

選用有醒腦開竅作用的白花油等作為刮痧潤滑油。

2．**時間**

每次十五至三十分鐘。

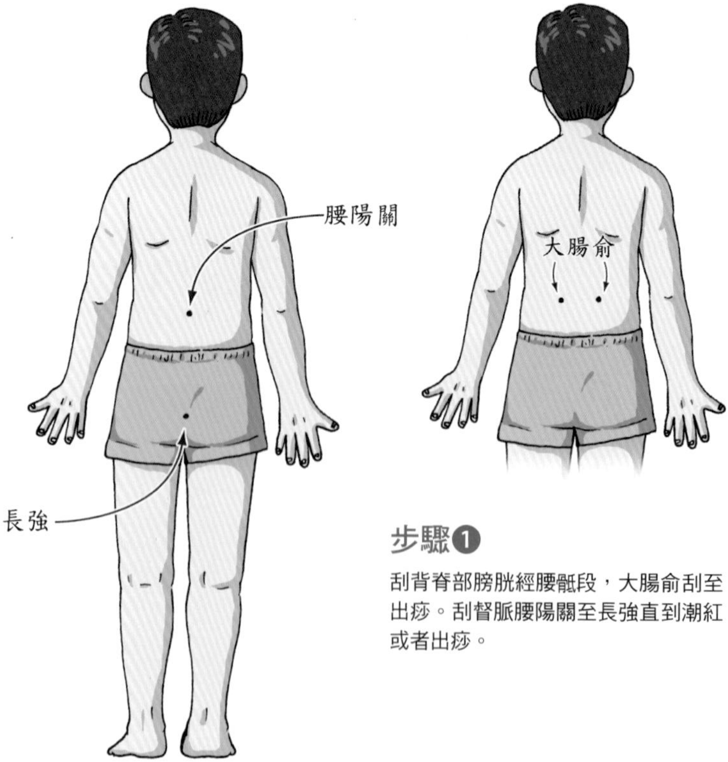

步驟❶

刮背脊部膀胱經腰骶段，大腸俞刮至出痧。刮督脈腰陽關至長強直到潮紅或者出痧。

步驟❷

刮肚臍兩側天樞、大橫穴至出痧。

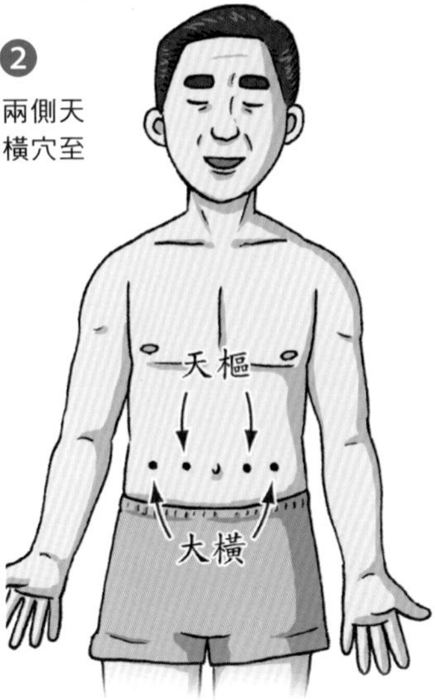

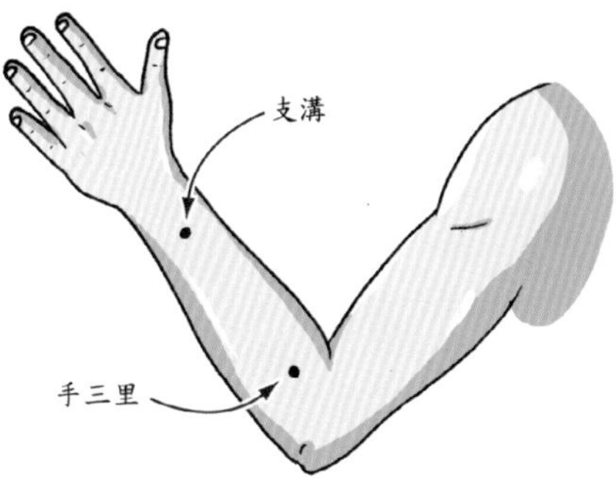

步驟❸

刮上肢部支溝、手三里穴。

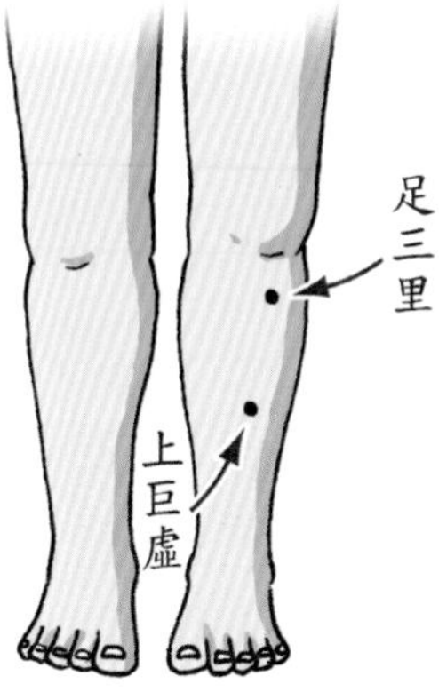

步驟❹

刮下肢部足三里至上巨虛。

Chapter 2

避免體重溜溜球

想必每個有減重經驗的人都曾經歷過體重去而復返、來來回回像個溜溜球一樣的困擾，確實，減重原本就是減去數字簡單、維持數字困難！若要維持重量不變，就一定要遵守良好的生活原則。

體重去而不復返的守則

1. **飲食方面**：採取低熱量及低胰島素飲食。男性每天攝取熱量少於一四〇〇大卡，女性少於一二〇〇大卡，並且油脂類攝取減少（占總熱量的二〇％）、澱粉類及升糖指數高的食物少吃、低脂蛋白質適度增加（占總熱量的二十五～三〇％）。此外，為了達到低脂飲食，因此食物儘量選擇蒸、煮、烤的料理法。澱粉類每餐不超過半碗，但是青菜可以多吃。

2．運動方面：一天至少半小時以上，例如走路一小時或慢跑半小時。

3．其他方面：每天記錄飲食內容。不吃零食、宵夜。三餐食量分配需早、中餐吃多，晚餐吃少。並關心自己的體重，只要發現體重上升超過一公斤，就設法減少食量及增加運動量，使體重再瘦回去。

健康生活常規

保持身體健康很簡單，就是三項訣竅而已：第一是均衡飲食，第二是有氧運動，第三是保持心理狀態良好。

1．均衡飲食：分為「飲」「食」兩部分。

談到「飲」，一般人通常會聯想到「飲料」，但

健康瘦身不可不知

不復胖小錦囊

1. 每日總熱量不能低於基礎代謝率。
2. 多攝取低GI食物。
3. 減少攝取油脂，但不能不攝取。
4. 以優質澱粉、粗食取代精製澱粉、精食。
5. 以蒸、煮、烤取代油炸的烹調方式。
6. 多食蔬果，但忌過量。
7. 禁食零食及宵夜。
8. 每週持續快走、慢跑等有氧運動。
9. 每日記錄飲食日記，登記食物內容與熱量。
10. 天天量體重。

這裡要談的是「喝水」，**除了水以外，綠茶、紅葡萄酒、豆漿、酸奶、骨頭湯、蘑菇湯也都是優質的選項。**

綠茶含有茶多酚可抗癌，每天飲用四杯綠茶可讓癌細胞不分裂，其中的茶單寧亦可提高血管韌性，使血管不容易破裂。**紅葡萄**皮上有一種白葡萄所沒有的逆轉醇，可抗衰老，也是一種抗氧化劑，飲用紅葡萄酒可避免心臟病，並具有降血壓及血脂的功效，每日飲用五〇～一〇〇毫升為佳，切莫攝取過量。**豆漿**內含寡糖，亦具有礦物質鉀、鎂、鈣，並含五種抗癌物質。**酸奶**可抑制壞菌成長、助長益菌、維持腸道細菌平衡，且一般患有乳糖不耐症的患者亦可攝取。**骨頭湯**含有宛膠，具延年益壽的功效。**蘑菇湯**則可提高免疫功能。

「食」主要分為「穀類」、「豆類」、「菜類」。「穀類」中最重要的為老的玉米，其具大量卵磷脂、亞油酸、穀物醇、維他命E，吃老玉米不容易發生高血壓或動脈硬化的情況。另外，蕎麥可降高血壓、降血脂及血糖，其具有十八%的纖維素，常食用可避免得到胃腸道的癌症，如：直腸癌、結腸癌。

薯類包括白薯、紅薯、山藥、馬鈴薯，可吸收水分、脂肪、碳水化合物、毒素等，吸收水分可潤滑腸道，避免直腸癌、結腸癌；吸收脂肪、碳水化合物可避免得到糖尿病；吸收毒素，避免發生胃腸道的癌症；再說到**燕麥**，多食燕麥片可降低血脂、血壓、三酸甘油脂；小米可除濕、健脾、安寧的作用。唯須注意，這些食物雖然健康，可是若因此而吃過量，仍會有增加脂肪、升高血壓的疑慮。

豆類中，**大豆**為豆中之王，具有五種抗癌的物質，可預防乳腺癌。

蔬菜類，尤其是**胡蘿蔔**，多吃不只不易得到感冒，美國人認為胡蘿蔔可以養頭髮、養皮膚；**南瓜**可刺激胰臟的細胞產生胰島素，多食者不容易得到糖尿病；**苦瓜**雖然苦，但據有類似胰島素的物質，多吃可避免糖尿病；**番茄**含有番茄素可和蛋白質結合，能抗癌，番茄經過加溫，番茄素會有更高的利用率，所以番茄炒蛋、番茄湯都是很理想的健康料理；**大蒜**是抗癌之王，但本身不具抗癌性，大蒜素才具有抗癌功能，但必須在大蒜與空氣結合後才會產生，有些人不喜歡吃完大蒜的口臭味，其實只要吃點山楂、花生米、茶葉等，即可除去味道；**黑木耳**可讓血液不黏稠；**花粉**是植物的精子，孕育著生命，營養非常豐富。

動物方面，魚肉的蛋白質非常好，吸收率很高，所以我們要多吃**魚類**，但食用時必須掌握一定的量，維持七分飽，國際上建議，食物要用○．六一八的黃金分割理論，也就是副食占六、主食占四，粗糧占六、細糧占四，植物占六、動物占四。

2．**保持運動習慣**：一定要每天做有氧運動，快走、慢跑、超慢跑等都是。

3．**心理狀態也很重要**：不要常生氣，遇到不開心的事情，不妨採取五道防禦策略——一淡化、二轉移、三釋放、四昇華、五控制，即左邊聽、右邊出，專注把事情做好，不管別人如何謾罵都不怕。只要掌握以上原則，身心都會很健康。

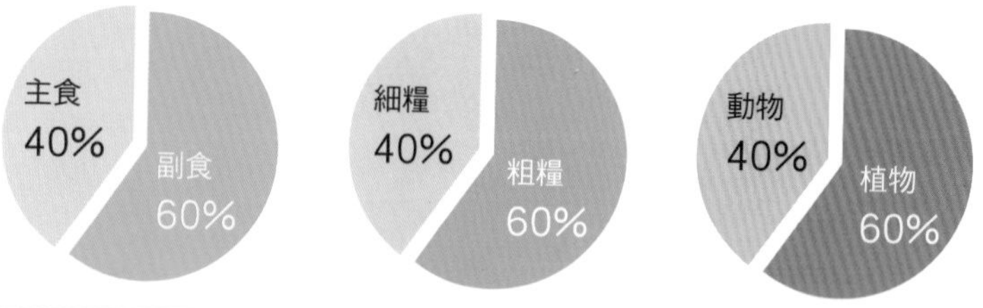

國際建議，飲食依照○．六一八的黃金分割理論

Chapter 3 保健食品聰明吃、健康瘦

近年來，世界各國的保健食品發展地非常迅速，在歐美被稱之為「健康食品」，在日本被稱為「功能性食品」。台灣這二十多年來也陸續發展相當多的保健食品，這些產品不僅需要人體和動物的實驗證明，且具有生理調節的功能，用得好確實有助於健康，但用得不好，對人體也是有害。

為什麼要補充保健食品？

世界上最理想飲食方式就是「均衡飲食」，從自然生長的六大類食物中攝取足夠的營養素，但現代人生活忙碌、事情多，常常受制於時間或其他因素而無法經由單純的三餐中得到足夠的營養素，不是熱量過剩就是營養不

足。人體熱量來源有碳水化合物、脂肪、蛋白質，這三大營養素要在體內代謝為熱量或產生新細胞時，需要維生素與礦物質的媒介。若無足夠的維生素與礦物質，代謝作用就會弱下去，多餘的熱量轉為脂肪囤積體內造成肥胖。

因此若能透過一些保健食品來補足，確是不錯的方法，但坊間保健食品何其多，怎麼挑、怎麼吃才正確?我們可以選擇哪些保健食品來搭配呢?

一、可提供飽足感的保健食品

若要增加飽足感，**高蛋白質粉**是不錯的選擇。所有吃下肚的動植物蛋白質都必須透過胃腸的各種消化酶（消化酵素）來代謝，才能成為血液可以吸收的營養，蛋白質透過胃蛋白酶的消化至少需約四小時。若囿於時間因素，無法讓兩餐間隔四、五個小時或是飲食內容沒辦法獲得足夠的優質蛋白質的話，高蛋白質粉是很不錯的選擇。現在的生物科技非常進步，在以前，蛋白質類的保健食品只有大分子或分解成胺基酸，目前則已可以分解至胜肽大小，更利於腸道的直接吸收。

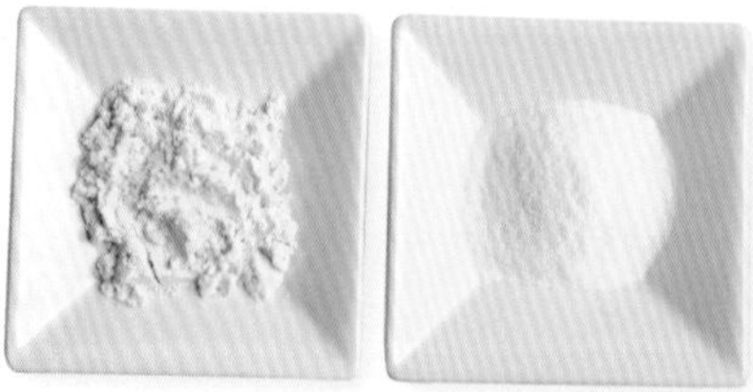

高蛋白質粉

1．高蛋白質粉的主要成分

高蛋白質粉的主要成分有大豆的分離蛋白、乳清蛋白（剔除牛奶中的酪蛋白跟鐵蛋白）、大豆的蛋白酵素水解物（含大豆胜肽）、小麥蛋白酵素水解物（含麩醯胺胜肽），有些市售產品會加上鳳梨或木瓜酵素，甚至維生素B群。

2．高蛋白質粉的優點

高蛋白質粉因為其添加了蛋白質分解酵素，所以可以幫助蛋白質消化與利用，其中的大豆蛋白及麩醯胺胜肽對人體吸收無負擔，又含有乳清蛋白等優質蛋白質，人體利用的能力非常高。高蛋白質粉的好處主要在於可以提供容易吸收的蛋白質來源，可促進腸黏膜的完整、維持健康的腸道功能、提升免疫力、增加肌肉量，最重要的是低熱量，配合減重，能夠延緩血糖上升，減少肌餓感。

3．高蛋白質粉的補充

既然稱之為高蛋白質粉，即表示其蛋白質含量充足，可補充人體需要的蛋白質份量，每人一天所需的蛋白質的量等於體重乘以一．二公克，一個六十公斤的成年人一日所需的蛋白質份量即為七十二公克。飲食中也有蛋白質，因此高蛋白質補充品可適量利用。

二、可促進腸胃蠕動的保健食品

人體的腸胃中至少有超過一萬種以上的細菌，菌數更是超過數十萬億以上，包括益菌、壞菌及伺機菌。每種菌都有不同的效用與機轉，主要有三種特性：益菌有助於排便順暢，維持細胞正常代謝；伺機菌會視腸胃中益菌及壞菌的數量來決定成為哪類菌種；壞菌則會令我們排便不正常，影響腸胃的生態平衡。

1．纖維粉

許多研究資料都顯示，膳食中若缺少纖維質，食物殘渣在腸道中停留的時間會延長，而增加其與腸壁黏膜的接觸機會及致癌因素生成，易引起大腸癌或其他病變的機會；反之，若有適量纖維質，則會改變腸內微生物的種類及數目，降低致癌物或有害物質之濃度，促進腸道蠕動，加速廢物排出，預防或降低大腸炎等腸道疾患之罹患率。所以若無法保證可以從飲食中獲取足夠的纖維質，適量補充纖維粉是可以考慮的選擇，纖維粉乃由天然的食物纖維製成，纖維含量高達九〇%。

洋車前子（Pyllium）莖粗短、葉長呈橢圓形、種子含珊瑚木(Aucubine)、酵素、脂肪、黏膠質(Mucilage)等，是純天然植物纖維來源。洋車前子外殼含有豐富的水溶性纖維，遇水會膨脹形成數十倍的凝膠團，能增加飽足感、降低熱量攝取，可吸收其重量數倍的水分，形成果凍狀的黏稠物質，增加糞便含水量與體積、軟化糞便，避免便秘，促進腸道正常排空，且所形成的凝膠具有鎮定作用，還可達到減肥少吃目的。

美國食品藥物管理局（FDA）於一九八〇年即聲稱洋車前子的可溶性纖維能降低心血管疾病危險。目前，全世界有八十五%的洋車前子麩皮纖維來自於印度，可溶及不可溶的纖維比例為三：一。

2．螺旋藻

又稱**藍綠藻**。增殖力與生命力驚人，素有「綠色的血球」之稱，飽含高量的纖維素、蛋白質、葉綠素、二十種以上的維生素、礦物質，以及人體無

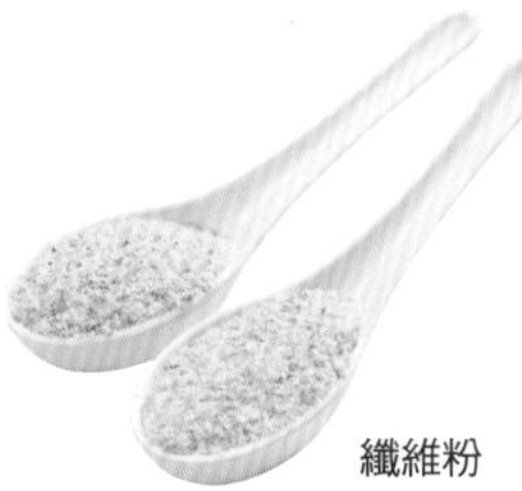

纖維粉

法自行合成的八種必需胺基酸，有助於腸胃蠕動、增強免疫力、提升腸胃消化吸收力、提高肝細胞功能、降低膽固醇、幫助新陳代謝、淨化血液，具有非常優良的排毒功能。要提醒的是，螺旋藻含碘量可能較高，不宜攝取過量。

3．比菲德氏菌

又稱**雙叉乳桿菌**。適存於pH值六．五~七、攝氏三十七~四十三度的環境中，既是年輕腸道中最具優勢的益菌，也是人體中最重要的益菌。

比菲德氏菌可幫助人體合成維生素B群，可提供葉酸並促進營養吸收、保持腸道酸性環境、有效減少壞菌（如大腸桿菌）的繁殖、促進酪蛋白及牛奶蛋白的消化吸收、分解乳糖及改善乳糖不耐症、增強免疫力、降低膽固醇、減少對人體有害的代謝物及抗生素的危害。

4．啤酒酵母

也稱為**營養酵母**。來自於釀製啤酒的微生物，特色為營養成分

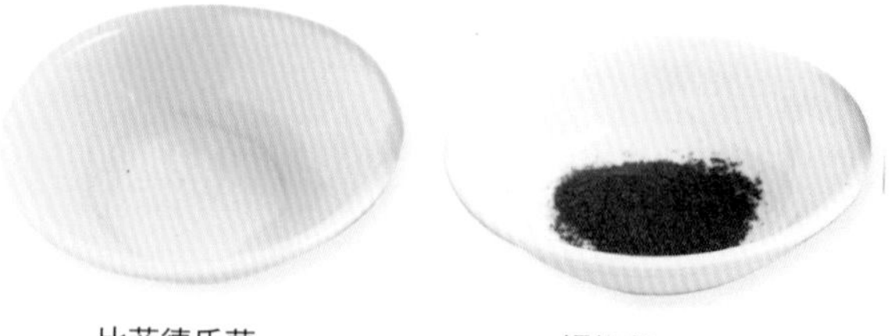

比菲德氏菌　　螺旋藻

高、礦物質多、性苦色黑。目前，市面上的啤酒酵母粉多是用製糖所剩下的甘蔗渣及糖蜜作原料所培養出來的，口感佳且不具苦味。

研究顯示，啤酒酵母含有的天然有效營養成分高達五十一種，有豐富的維生素Ｂ群、必需胺基酸、礦物質、核酸、多重酵素，可謂為最佳植物蛋白補充品，可以促進新陳代謝、改善糖尿病、消除疲勞、抗憂鬱、強化免疫力、迅速補充營養、促進腸道順暢、改善便秘、健胃整腸、可加速身體與頭腦的運作，以及改善神經痛、腰痠背痛、溼疹、心臟病、痛風等，好處多多，其多醣體成分還可以大量吸收水分、有效抑制食慾，具有減重、維持身材之效，並有助於細胞再生及抗衰老、美容的作用。

啤酒酵母也是素食者可利用的植物性蛋白補充品，但如果長期使用，易導致鈣質流失。啤酒酵母也會影響某些藥物的作用，所以建議使用前先諮詢醫師，再進行適當補充。

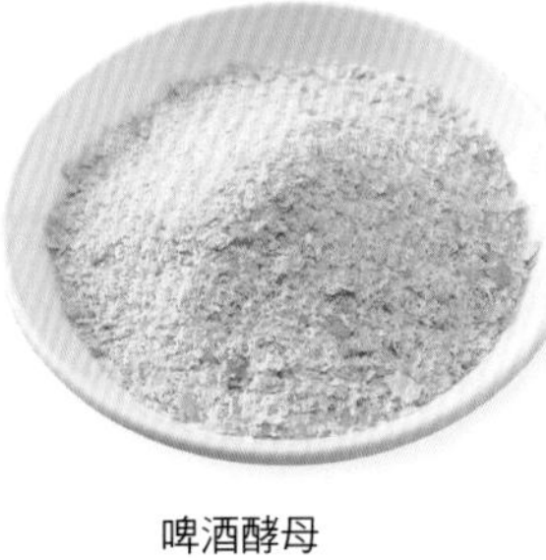

啤酒酵母

5．寡糖

寡糖分子中等、熱量低（一公克寡糖僅具一．五卡的熱量）、不容易消化、細菌不易分解，較不會造成蛀牙及血糖上升，因此頗適合糖尿病患者或怕胖的人使用。

寡糖可以幫助腸道內的益菌繁殖、促進腸蠕動及排便，效果與優酪乳同樣優秀，惟必須注意寡糖並不是吃越多越好，攝取過多仍會造成腹瀉及腹脹的情況。市面上販售的寡糖有「木寡糖」及「果寡糖」兩種，各自可繁殖不同的益菌，可混合食用，一天以食用十四～十八公克最佳。

6．乳酸菌

乳酸菌是能夠利用碳水化合物進行發酵來產生多量乳酸的細菌，可幫助改變腸道內微生物的平衡、促進消化與吸收、治療急性腹瀉、避免便祕及降低血中膽固醇濃度、降低腸道癌病變的機率、強化免疫系統、增加免疫球蛋白A濃度，還可以抗氧化、抗衰老。

一般市售的優酪乳或優格中都有乳酸菌，如果沒有辦法每天食用，不妨以補充市售的乳酸菌粉劑或錠劑代替，並且在早餐後食用最是理想。

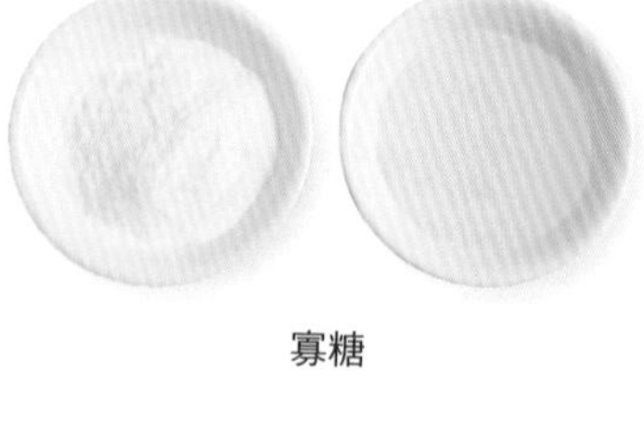

寡糖

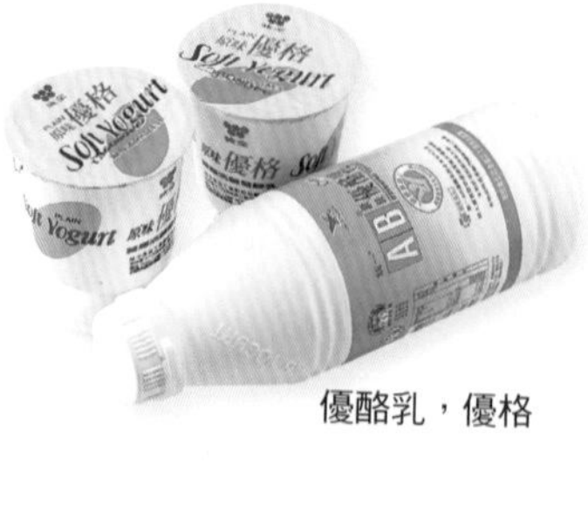

優酪乳，優格

三、可幫助消化的保健食品

隨著年齡增長，身體分泌酵素的能力會逐漸下降，且所分泌的各種酶、酵素也不會隨著飲食份量增加或三餐大魚大肉而增量。現代人的飲食精緻且常經高溫烹煮，天然酵素的含量減少，可能不足提供人體需求，所以補充綜合天然酵素是很重要的。

一般坊間販售的**天然綜合酵素**主要成分為蛋白質分解酵素、脂肪分解酵素、澱粉分解酵素，有些還會加入木瓜酵素、鳳梨酵素及維生素B_1、B_6等。大餐後，不妨適量補充這類酵素，將有助於食物分解、消化、吸收，讓你在下一餐之前能夠順利消化前一餐，不讓食物囤積。

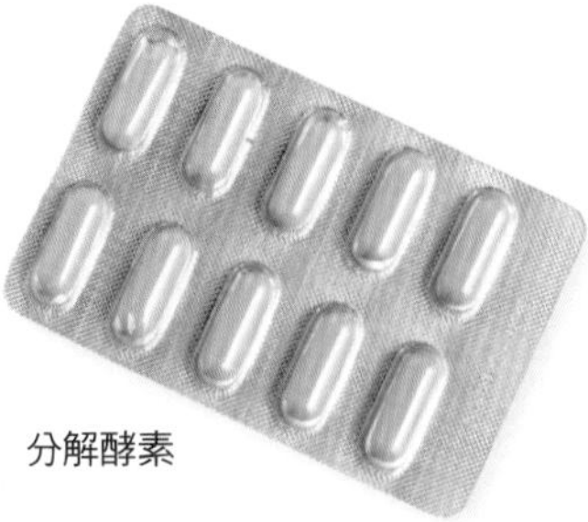

分解酵素

四、可幫助抗氧化的保健食品

茄紅素是人體最常見、最有力的類胡蘿蔔素抗氧劑之一，不溶於水、溶於油，可緊密地結合在植物纖維裡，常作為食物色素（明亮紅色）之用。

常食用茄紅素可減少心血管疾病、癌症、糖尿病、骨質疏鬆及男性不育的風險。茄紅素含量高的水果和蔬菜有番茄、西瓜、葡萄柚、芭樂、木瓜、紅椒。不同品種的番茄與番茄熟度也會影響番茄中番茄紅素的含量，番茄經過加工，反而會提高番茄紅素的生物利用度，如番茄醬中的茄紅素的生物利用度比新鮮番茄高出四倍，所以烹煮、打碎番茄和加入油脂（加入第一道榨的橄欖油最理想），可以大大提高消化系統吸收番茄紅素的能力。綠色和黃色番茄的茄紅素含量不如紅番茄多，番茄外皮的茄紅素含量也比果實多而豐富。其他蔬果，如西瓜、葡萄柚、芭樂、木瓜等也有，但含量均較低。

茄紅素消除自由基或活性氧化物的能力是β胡蘿蔔素的兩倍、維生素E的十倍。由於人體不會製造茄紅素，所以需要由外界攝取。臺大醫院研究發現，每天給予攝護腺肥大患者服用三十毫克的茄紅素，連續治療十二週後，頻尿、排尿困難、尿流減弱等症狀都獲得明顯改善。歐洲人說：「天天吃番茄，不必求醫師」，補充茄紅素真的是好處多多。

如何正確選擇保健食品？

保健食品是現代的趨勢，使用得當對健康並無不良影響，反有助益，對於想減重的人，也可以彌補每日飲食的不足，加速身體新陳代謝的能力，一味地拒絕其實很可惜，不妨慎選需要的營養素來補充，才是善用現代技術，聰明減重、增進健康的方式。

1．**確定需要**：使用保健食品之前，宜先仔細評量、記錄每天的飲食內容，先找出不足的營養素，再針對欠缺的部分進行補充。

2．**貨比三家**：選購前則要先比較價格、功效、了解品牌及認證單位。

3．**注意包裝**：宜挑選暗色瓶裝，才具有隔絕陽光日照的作用。若是粉狀產品，以密封、防潮的小份量包裝為佳。

健康瘦身不可不知

番茄及其製品的番茄紅素含量

- **新鮮番**：8.8~ 42 μg/g
- **番茄果汁**：86~100μg/g
- **料理用番茄汁**：63~131μg/g
- **番茄醬**：124μg/g

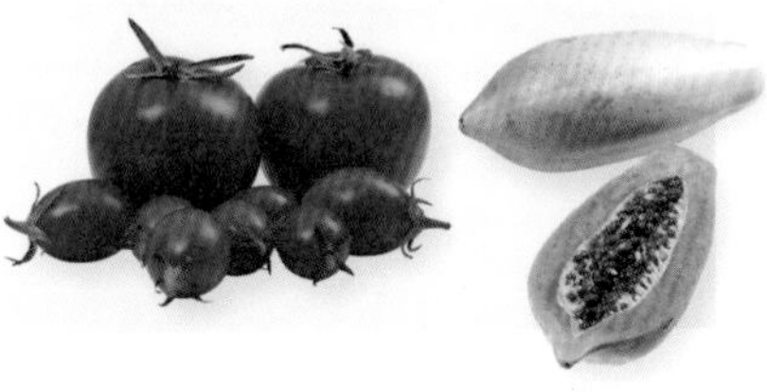

4．詳讀產品說明：應注意內含成分、食用方法、製造日期、保存期限、營養標示等。

保健品並非對每個人都有相同的輔助效果，因此第一次購買時，宜少量購買，並請教營養師等鑑定之後再食用較好。購買後最好立即拆封，並確認有無過期、有無變質，拆封後，如發現有結塊現象，應立即退貨，不要使用。總之，要選擇有認證、有口碑的製造商，讓自己的健康能夠多一層保障。

Part

III

代謝平衡・健康享瘦

減重時，最好當然是自己準備餐點，
以精準控制用油量及食物份量，
不過就算要外食也沒關係，
只要掌握飲食順序及份量的原則，
一樣可以健康享瘦。

Chapter 1

瘦身密碼：35921的Q&A

Q1 想要成功減重，不復胖的祕訣是什麼？

A 我的工作繁忙，除了早餐時間能好好坐下來吃外，午餐時間常被工作打斷，晚餐則常須應付各式各樣的應酬，要維持不復胖很不簡單，除了有堅定的決心與毅力外，也有一些撇步幫忙。

撇步1：每日都攝取足夠且不低於基礎代謝率需要的熱量，三餐都要求營養均衡，每種食物都要吃。

撇步2：天天喝足、甚至喝超過二〇〇〇西西的飲水量。（飲水的方法可以參考作者的《代謝平衡，健康瘦身》，一〇二頁～一〇七頁）

撇步3：早餐以植物性蛋白質為主，晚餐減少碳水化合物的攝取。

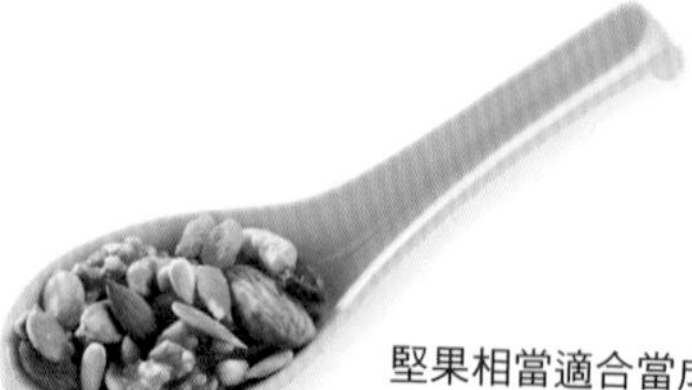

堅果相當適合當成早餐的植物性蛋白質來源。

撇步4：主食以優質澱粉、粗食等低GI食物取代白米、麵條、麵包等精緻澱粉。

撇步5：早餐前喝一口苦茶油（十西西），早餐後一顆蘋果。

撇步6：多蒸、煮，少油、少鹽、少糖。

撇步7：拒絕零食與宵夜。

撇步8：每天運動不偷懶，最忌三天打漁、兩天曬網。

撇步9：大餐後必吃天然的綜合酵素（最好要含有蛋白質、澱粉與脂肪分解酵素），幫助消化。

Q2 一餐只能吃一種肉類嗎？吃海鮮就不能吃肉、吃紅肉就不能吃白肉嗎？

A 依照我的經驗，三餐僅吃單一的動、植物蛋白質，確實有助於短時間內快速減重，但這種方式畢竟較為激烈，不宜長期使用，我也不建議這麼做，減重還是要以健康為基礎才能長久。

因我現在要維持一定體重，所以我每餐不必僅吃單一蛋白質，但是蛋白質食用不能過量，我認為最健康的方式就是聽從身體的需要，均衡而適量地攝取每一種天然食物。我吃白肉、紅肉，也吃魚類海鮮，並不會特別禁忌哪種肉類或海鮮不吃，不過我會注意攝取量與進食的時間，若是早餐，還是習慣以植物性蛋白質為主，白、紅肉多半放在午餐時吃，晚餐則盡量不要吃肉，以免增加腸胃負擔；另外，我吃紅肉的比例較少，主要以白肉、魚類為主，蝦蟹貝類等膽固醇含量較高的海鮮也是適量，不會因為美味而過食。

我的經驗告訴我，只要建立良好的基礎代謝能力，並不需要拘泥於一餐能吃幾種肉、海鮮和肉類能不能混著吃的問題。

表 酒類酒精含量及熱量一覽表

中文名稱	酒精含量（%）	酒精熱量（kcal/100ml）	總熱量（kcal/100ml）
啤酒	5	35	50
生啤酒	5	35	49
白葡萄酒	11	77	90
白蘭地	39	273	278
紅葡萄酒	11	77	92
米酒	22	154	154
米酒頭	34	238	238
威士忌	39	273	273
高粱酒	59	413	413
陳年紹興酒	17	119	126
蔘茸酒	29	203	227

資料來源：衛福部食品藥物管理署，台灣地區食品營養成分資料庫

Q3 即使聚會大吃大喝，也能健健美的飲食法？

A 想要瘦沒有其他方法，就是要有決心和毅力，即使美食當前，也要能擋得住誘惑。

應酬時，我依然堅守「先食蛋白質」的鐵則，並準備一碗水或一碗清湯在一旁待命，遇到太油膩的美食，先過一下水再吃。遇到有人敬酒的場合，盡量蜻蜓點水、輕輕帶過，並選擇酒精濃度低的酒類。餐後一定吃一顆綜合酵素，幫助消化，不讓腸胃卡油。

Q4 如何選擇健康的點心？

A 減肥不能吃甜食、吃點心實在很痛苦，如果減肥就是天天啃青菜，吃到滿臉「青筍筍」，我相信沒有人撐得下去。

我覺得只要符合「35921」的原則，吃點可以滿足自己的點心其實並不為過。真的抵抗不了點心誘惑的話，不妨將吃點心的時間安排三餐之後，而不要在餐與餐之間吃，而且要記得把點心的熱量加入每日攝取的總熱量中；點心一定要挑選天然食材製作、低糖、低鹽、不含反式脂肪的種類，像是無糖優格、天然無糖的果乾等；千萬不要在三餐間或是晚上九點過後才狂嗑點心、零食，就算是天然、健康的點心，還是會造成脂肪堆積。

有些點心看起來很健康，其實稍微注意它的調味成分就會發覺其陷阱很大，例如有些蒟蒻乾加了大量鹽巴調味；有的芒果乾、芭樂乾都灑上很多糖粉；有些堅果不是烘烤製成，而是油炸的……，所以吃之前要看清楚其成分及製作方法。

Q5 小孩子也適合用35921減重嗎？

A 讓青少年、兒童依循「35921」的方法建立飲食習慣的確有助於他們未來長大成人後也不容易發胖。惟小孩子正處於生長發育的階段，切莫為了讓他們不發胖而過度限制他們飲食，「35921」是一種原則，目的是為了幫助我們建立良好的飲食習慣與養成均衡攝取營養的態度，所以目標仍需擺在「營養均衡」上，而非減重，重點是控制體重。

其次，小孩子多半嘴饞、難以控制，所以當父母得更需要費心協助。我建議最直接的方法就是親子一起執行「35921」，一起建立正確的飲食觀念，全家總動員才能互相激勵、彼此監督，如果只是要求孩子遵守，失敗率會很高。

健康小筆記

Chapter 2 早午晚餐搭配示範：帶便當、外食都健康

猶記得電影〈幸福便當〉中，女主角小卷傾盡心思研發出來的動人美味。便當對國人來說也是少不了的飲食內容，無奈坊間一個便當約有八〇〇～九〇〇大卡熱量，長期食用易形成脂肪、造成肥胖，加上高油、高鹽、肉多、菜少，營養通常都不均衡，所以要健康、要減重最好的方式就是自己帶便當。

首先要了解自己一天所需的熱量是多少，例如一天需需要一二〇〇大卡的人，其三餐熱量分配建議早餐約五〇〇大卡、午餐約四〇〇大卡、晚餐三〇〇大卡就夠了，對於減重中的人，只要以此原則分配三餐，嚴加控制每日

攝取的熱量，就能達到健康減重的目的。

一般原則

1．食材選擇：盡量多挑選不同種類的食物，不要因為個人喜好而只吃某幾種菜，如此一來才能獲得不同的營養。

2．烹調原則：蔬菜類且採水煮、水炒或汆燙方式，至於動物性蛋白質如魚、肉，以及豆類製品等，則最好用滷、乾煎、烤等方式。這些方式相對於油炒、油炸，更能減少攝取過多油脂，也比較適合再加熱。

3．香料及調味料使用原則：盡量利用天然辛香料，例如蔥、薑、蒜、九層塔、迷迭香、香草、胡椒、……等增加食物風味，若要添加調味料，也請優先選擇有機或減鹽的醬油、鮮菇素蠔油、海鹽、竹鹽、香菇萃取調味料……等等。

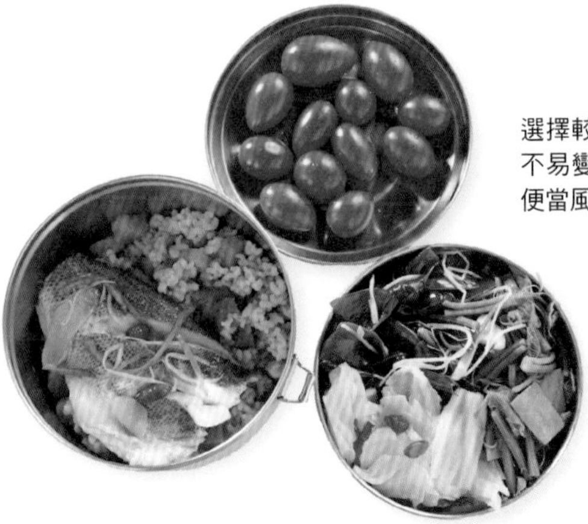

選擇較適合再加熱的主食，以及不易變色或爛熟的蔬菜，可維持便當風味。

帶便當的技巧

1．**食材選擇**：蔬菜類，宜選擇不易變色或不易熟爛、酸腐的食材，像高麗菜、白菜、青江菜、雪裡紅、豆芽菜、花椰菜、菇類、筍子、玉米、芋頭、南瓜、蘿蔔等都很適合；豆類是很好的蛋白質來源，可以取代肉類，以傳統豆腐或冷凍豆腐為佳。

2．**烹調時間的掌握**：除肉類必須避免攜帶過程中產生細菌而需要煮至全熟外，蔬菜類建議烹調至六、七分熟就好，可避免營養過度流失，又保留食物口感。

3．**容器選擇**：使用兩層容器，分層、分區裝置肉類及蔬菜、飯麵等，除可避免味道互相汙染，也方便針對不同內容設定加熱

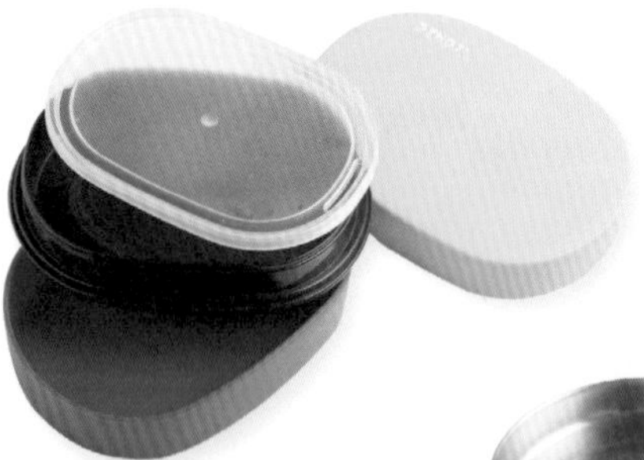

可用於微波的雙層便當盒。

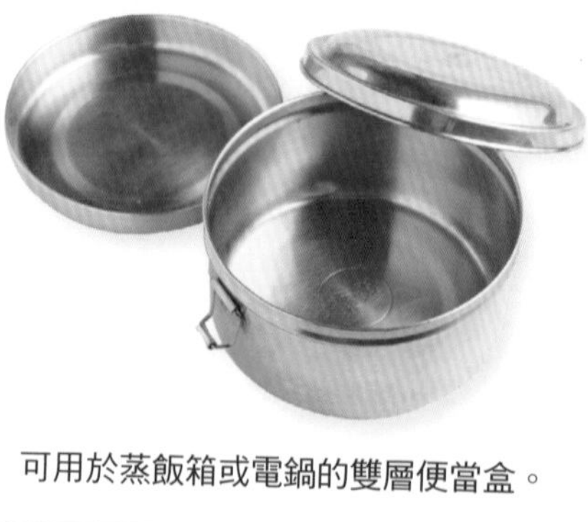

可用於蒸飯箱或電鍋的雙層便當盒。

時間，吃到最美味的餐點。

當必須外食時

當偶爾不方便自己準備餐點或帶便當，而必須在外用餐時，自助餐店、便利商店、麵店都有豐富的食物可供選擇，而在點菜時，也要謹記之前所提的選菜技巧及份量搭配。

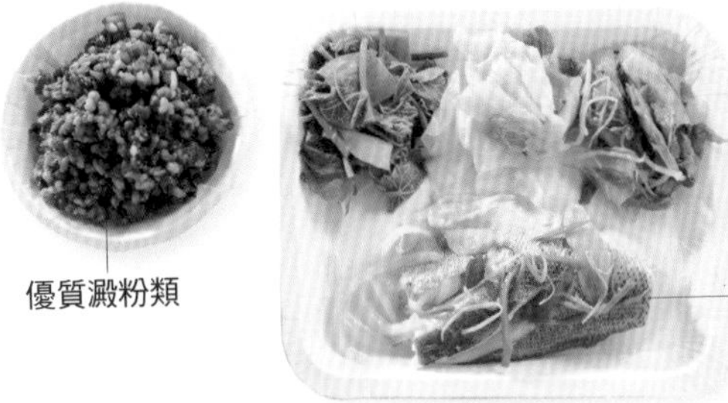
優質澱粉類
優質動物性蛋白質

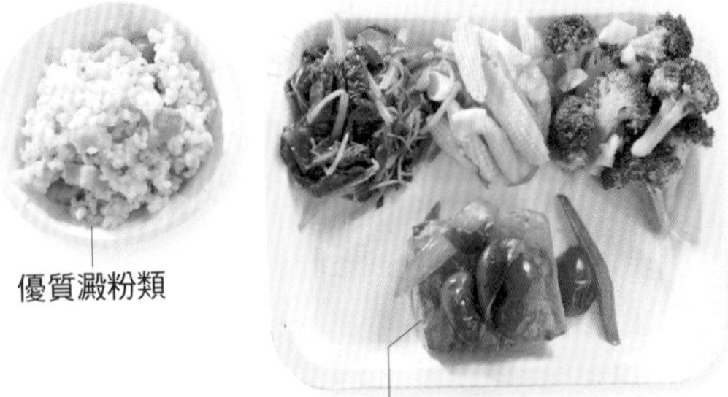
優質澱粉類
優質植物性蛋白質

當偶爾不方便帶便當，而必須至外頭自助餐店用餐時，也要謹記以上的選菜技巧以及份量搭配。

外食自助餐

第1套 早餐 搭配示範

（約500大卡）			
蛋白質	蔬菜	澱粉類	水果
紅燒豆腐2兩	燙蘆筍1碗 + 水炒青江菜1碗 + 涼拌海帶1碗	茶油麵線1碗	蘋果8分滿碗
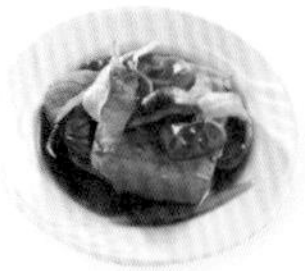	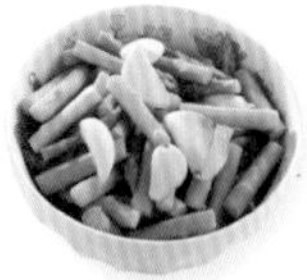 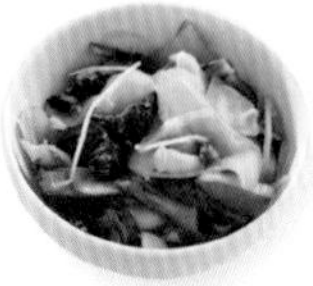 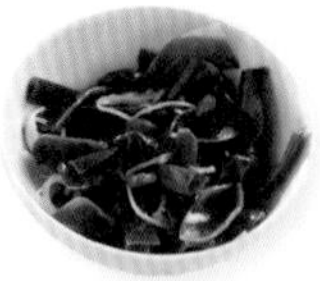	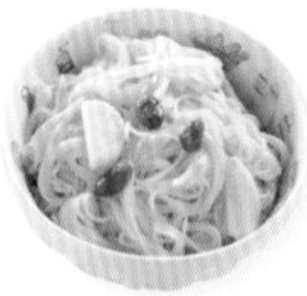	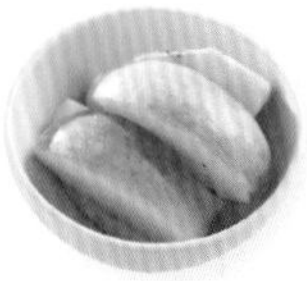
150大卡	每種50大卡 共150大卡	茶油1/2匙68大卡 麵線1碗140大卡 共208大卡	60大卡

蛋白質份量示意圖

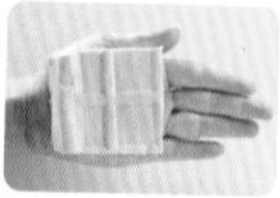

*以上三餐份量，乃是作者減重成功後維持體重之飲食份量，剛開始欲較快速減重者，須配合自己的情況減少食用份量。

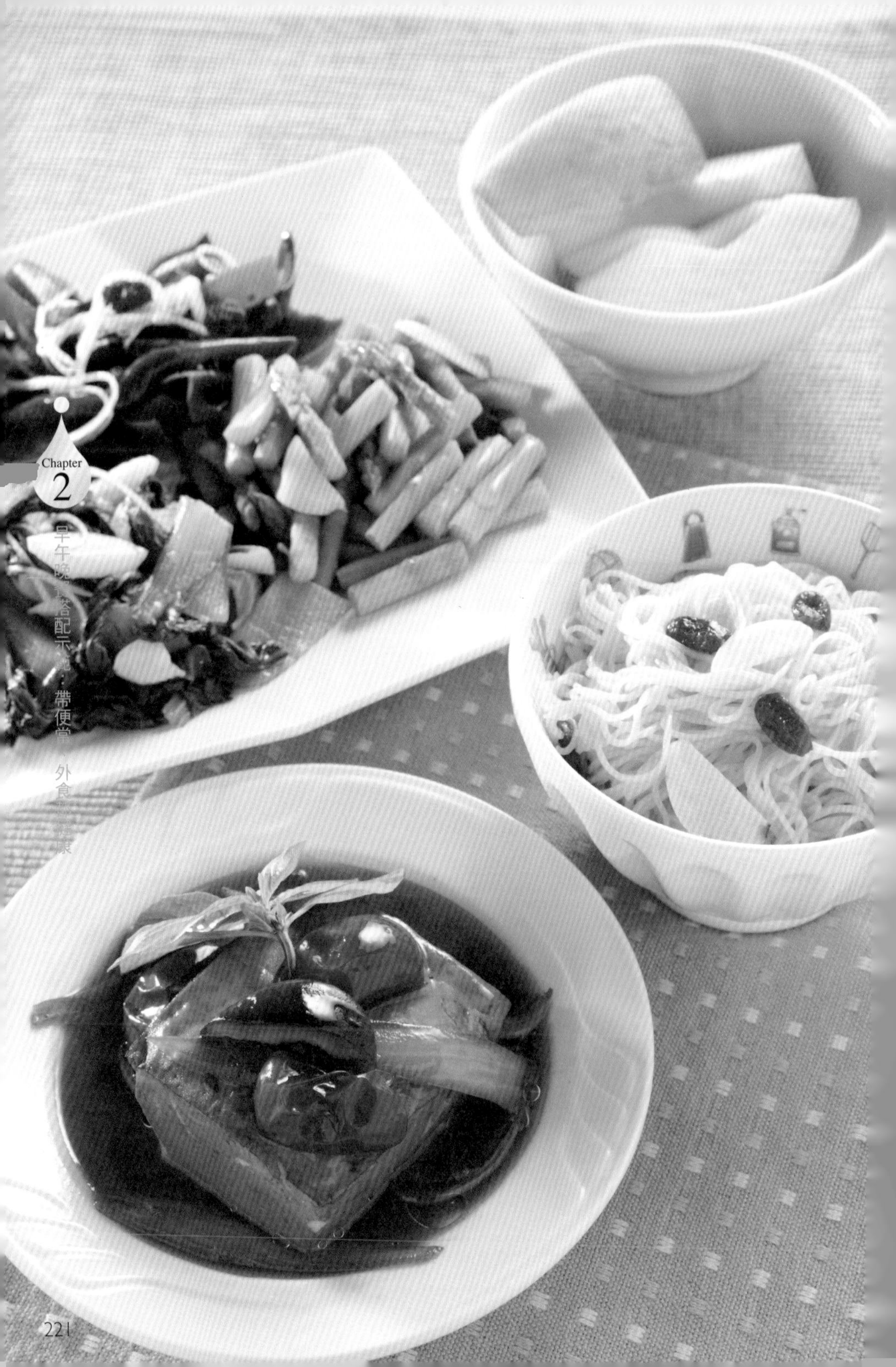

第2套 早餐 搭配示範

（約500大卡）			
蛋白質	蔬菜	澱粉類	水果
水煮蛋1顆	水炒莧菜1碗 ＋ 水炒高麗菜1碗 ＋ 燙西洋芹1碗	五穀飯1碗	楊桃8分滿碗
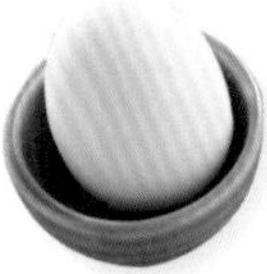	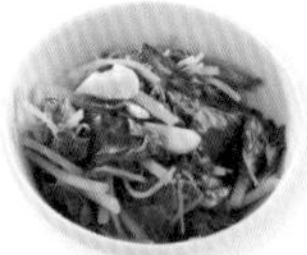 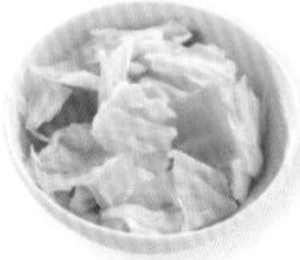 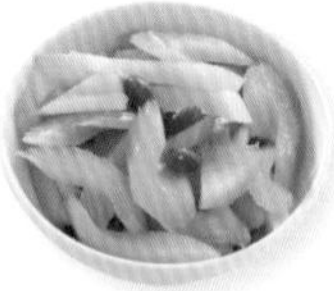	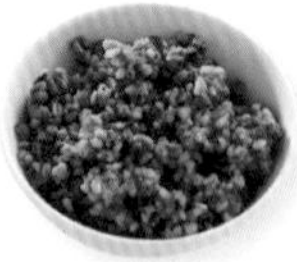	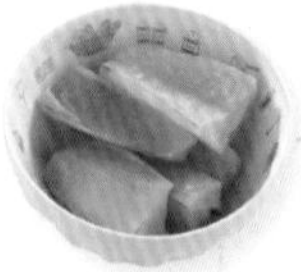
1	2	3	4
75大卡	每種50大卡 共150大卡	280大卡	60大卡

蛋白質份量示意圖

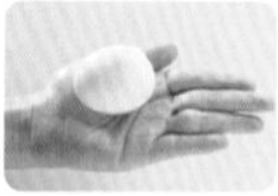

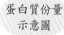

*以上三餐份量，乃是作者減重成功後維持體重之飲食份量，剛開始欲較快速減重者，須配合自己的情況減少食用份量。

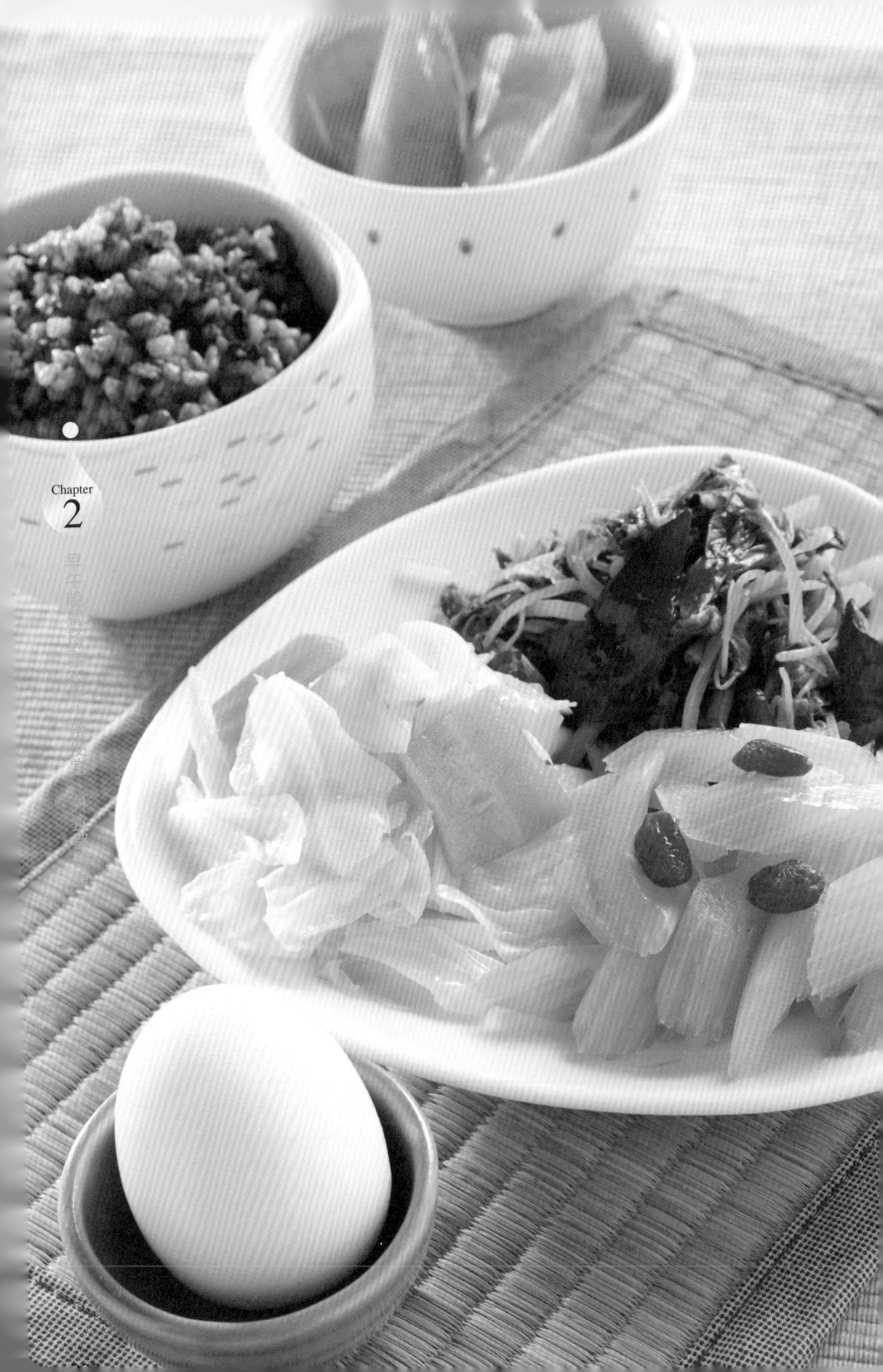
Chapter
2

第3套 早餐 搭配示範

（約500大卡）			
蛋白質	蔬菜	澱粉類	水果
水煮竹筍1.5碗	水炒小白菜1碗 ＋ 蒜炒龍鬚菜1碗 ＋ 蒜炒空心菜	蒸地瓜1.5碗	聖女番茄 8分滿碗
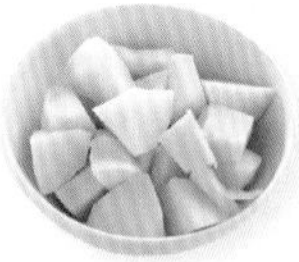	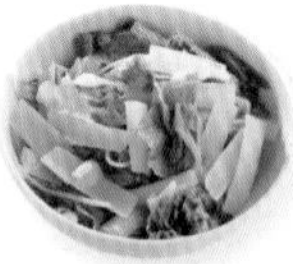 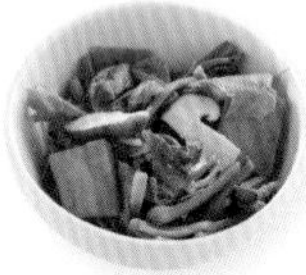 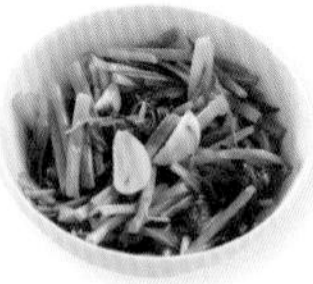	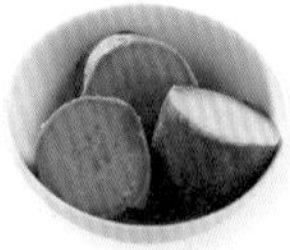	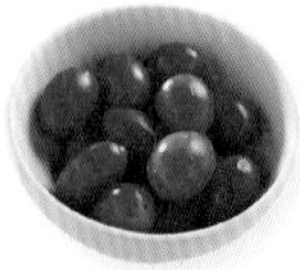
75大卡	每種50大卡 共150大卡	210大卡	60大卡

*以上三餐份量，乃是作者減重成功後維持體重之飲食份量，剛開始欲較快速減重者，須配合自己的情況減少食用份量。

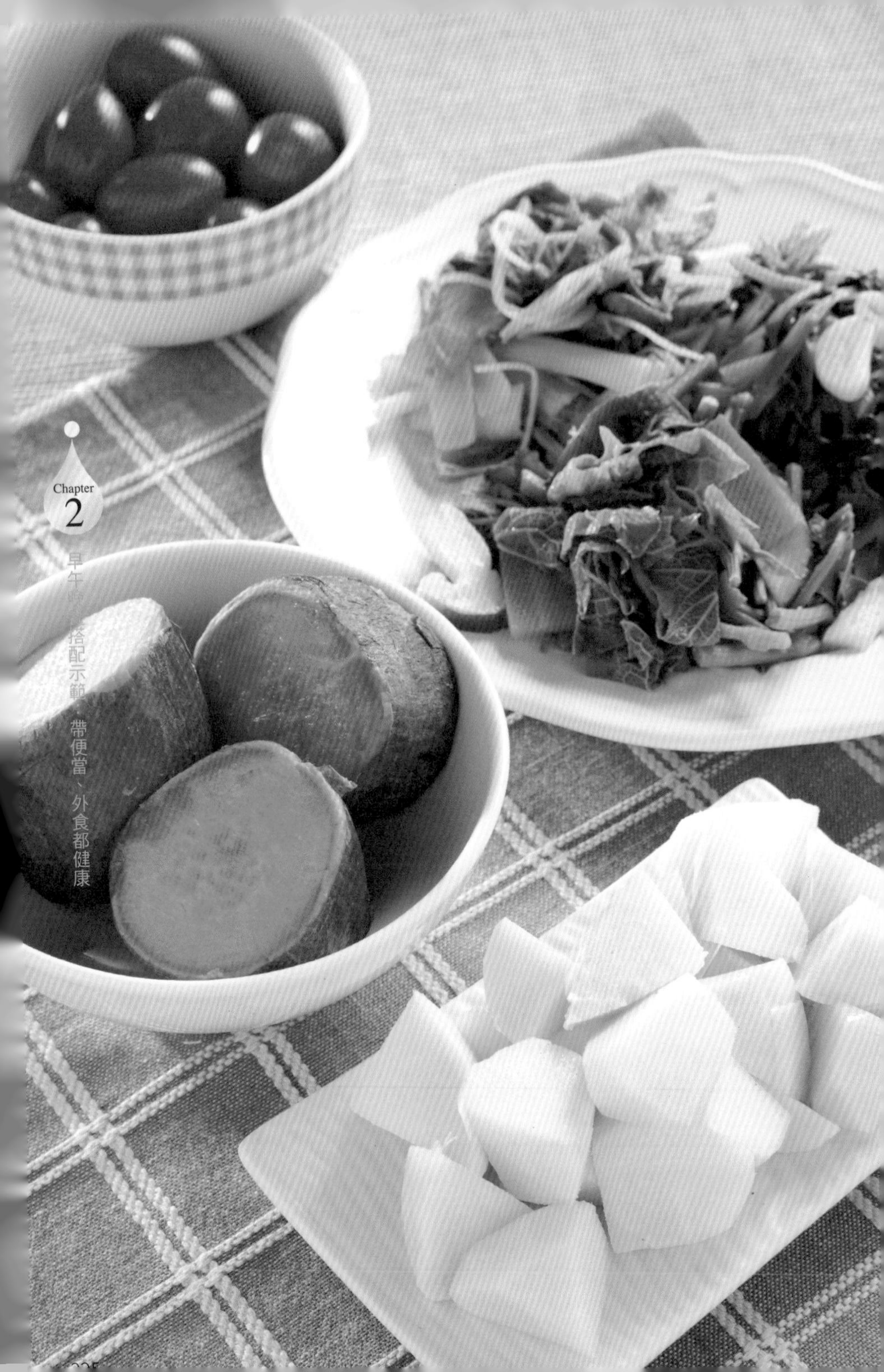

第1套 午餐 搭配示範

（約400大卡）			
蛋白質	蔬菜	澱粉類	水果
乾煎鮭魚2兩	水炒西洋芹1碗	地瓜飯1/2碗	火龍果 8分滿碗
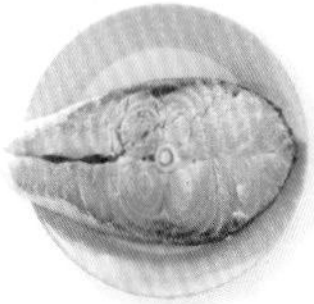	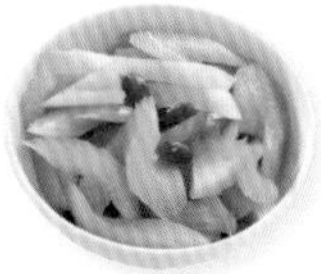	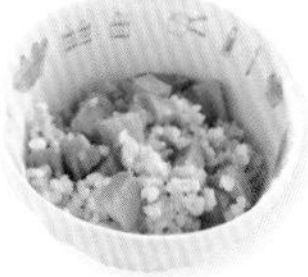	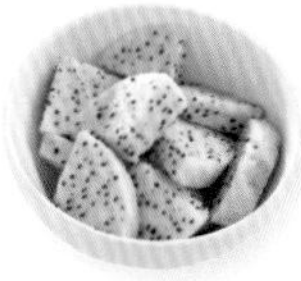
素食者可換 紅燒豆腐 ↓ 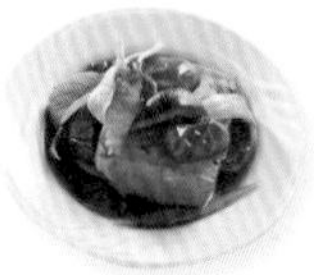			
150大卡	50大卡	140大卡	60大卡

蛋白質份量示意圖

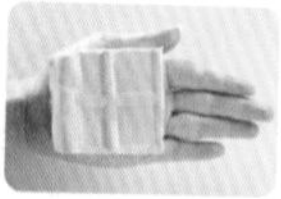

*以上三餐份量，乃是作者減重成功後維持體重之飲食份量，剛開始欲較快速減重者，須配合自己的情況減少食用份量。

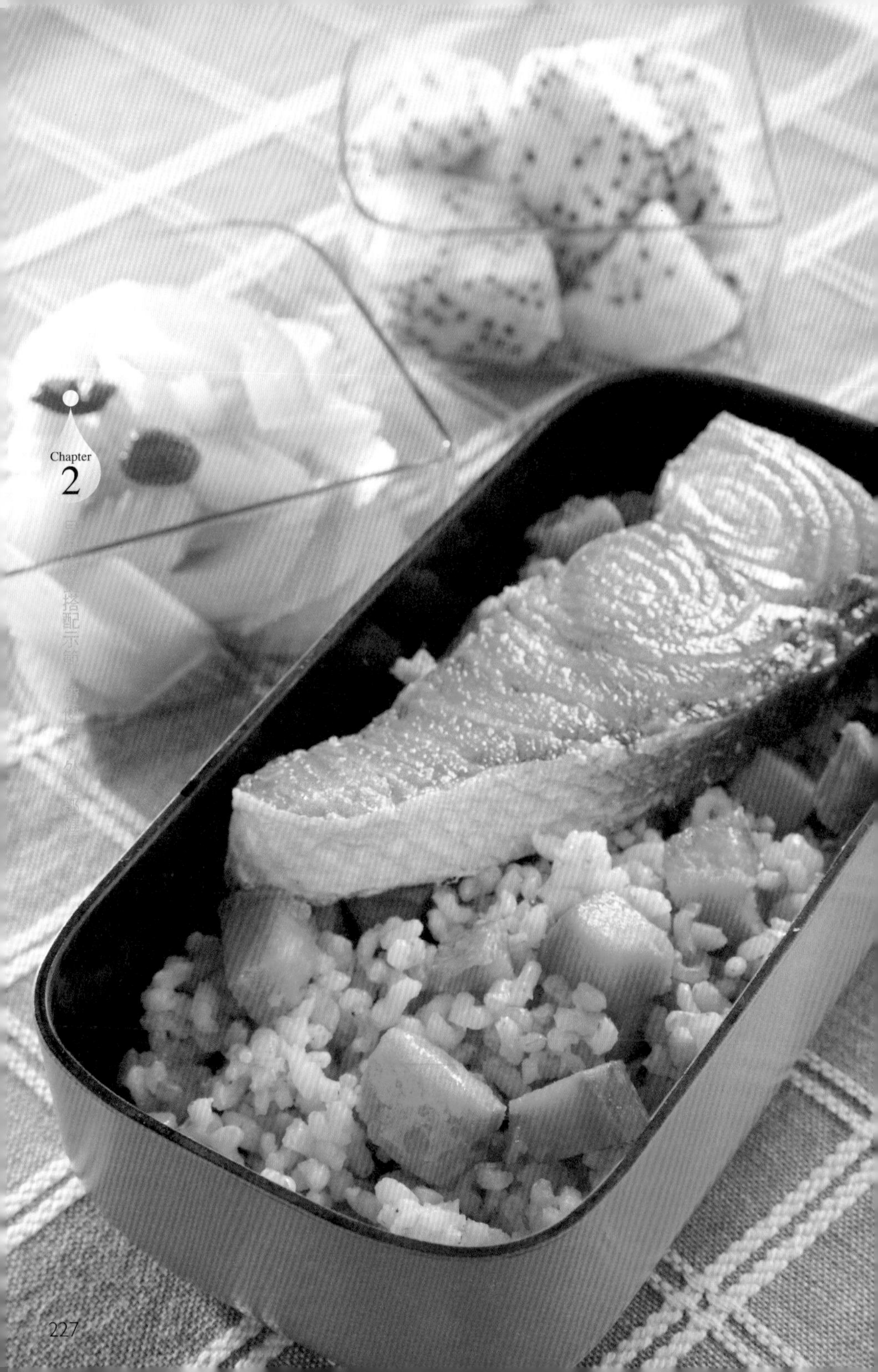

第2套 午餐 搭配示範

（約400大卡）			
蛋白質	蔬菜	澱粉類	水果
涼拌雞絲2兩	蒜香綠花椰1碗 ＋ 水炒雙椒0.5碗	五穀飯1/2碗	葡萄8分滿碗
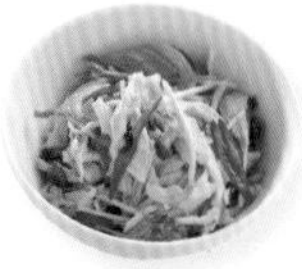 素食者可換 鹽烤杏鮑菇 ↓ 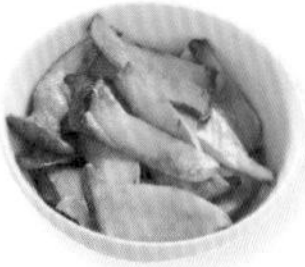	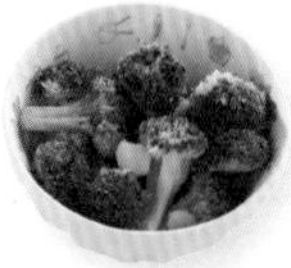 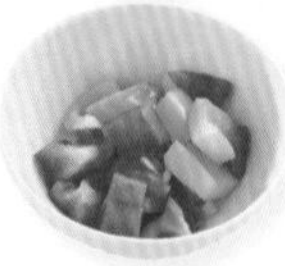	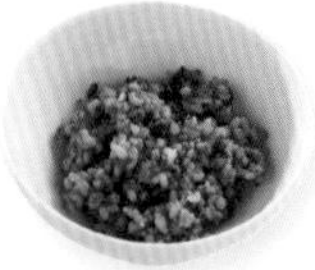	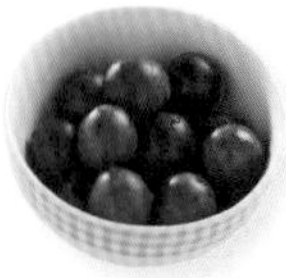
1	2	3	4
110大卡	75大卡	140大卡	60大卡

蛋白質份量示意圖

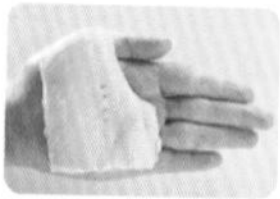

*以上三餐份量，乃是作者減重成功後維持體重之飲食份量，剛開始欲較快速減重者，須配合自己的情況減少食用份量。

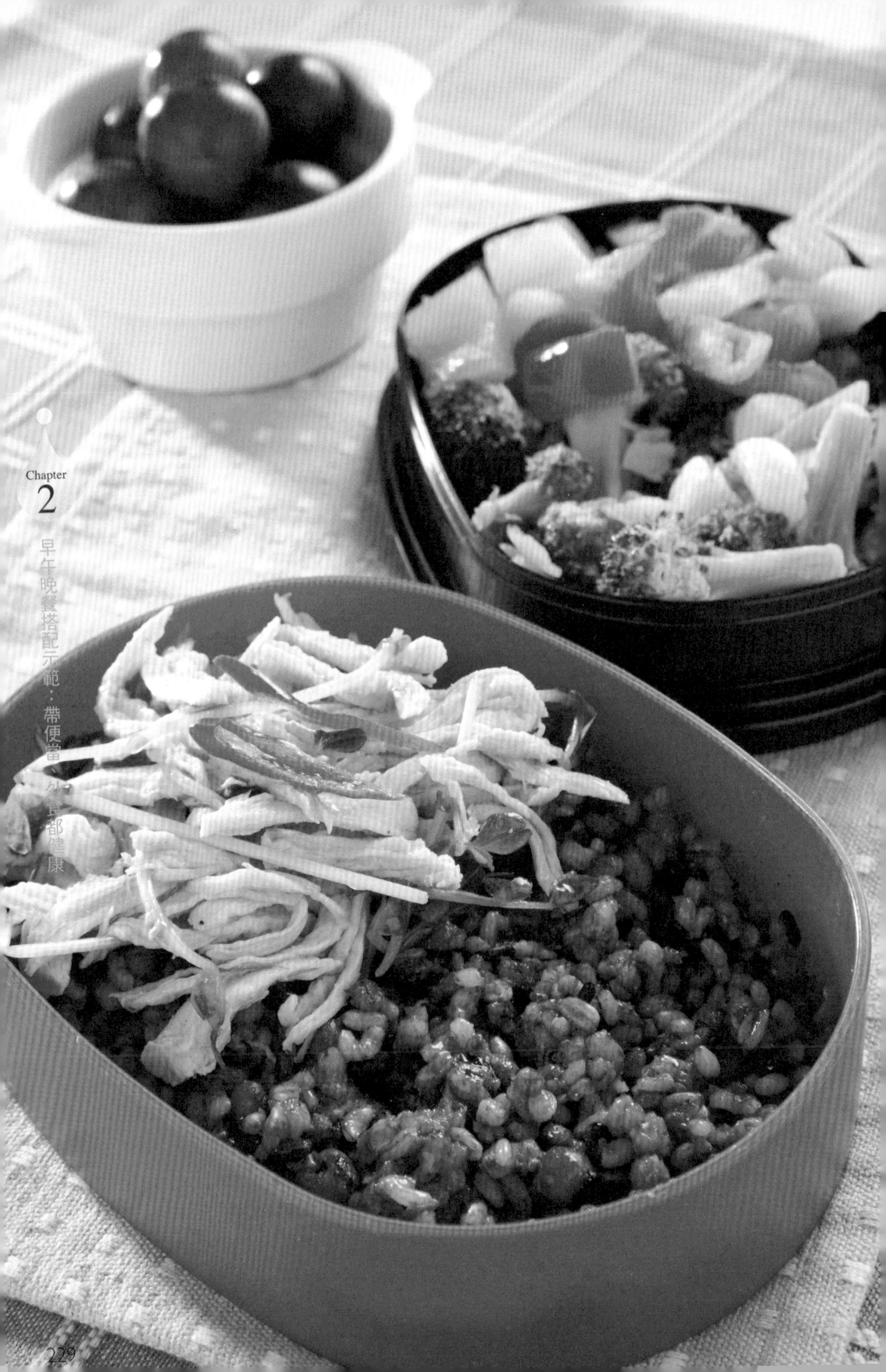

第3套 午餐 搭配示範

（約400大卡）			
蛋白質	蔬菜	澱粉類	水果
水燙花枝2兩 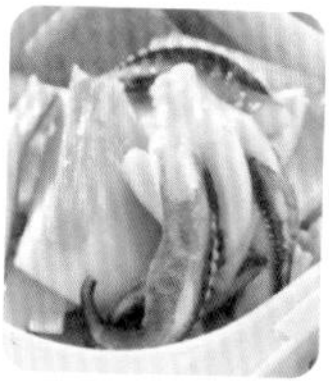 素食者可換 水煮竹筍 ↓ 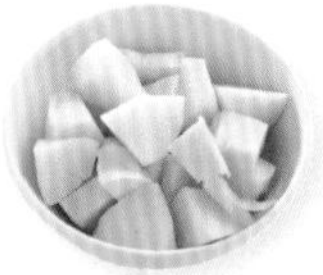	水燙秋葵1碗 + 蒜炒玉米筍 0.5碗 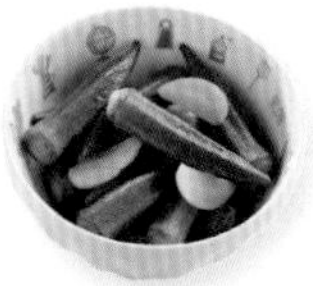 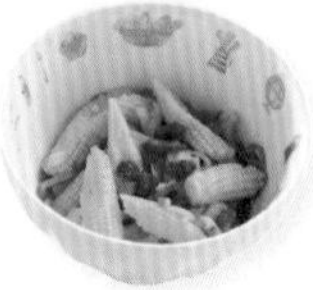	糙米飯1/2碗 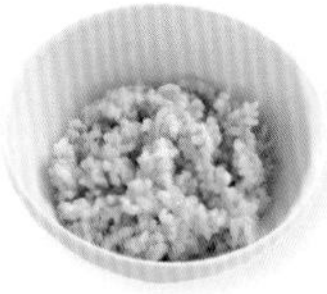	芭樂8分滿碗 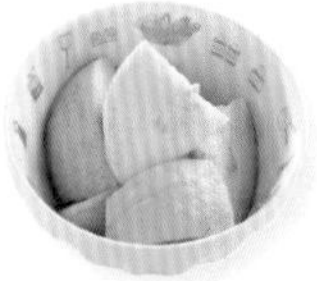
110大卡	75大卡	140大卡	60大卡

*以上三餐份量，乃是作者減重成功後維持體重之飲食份量，剛開始欲較快速減重者，須配合自己的情況減少食用份量。

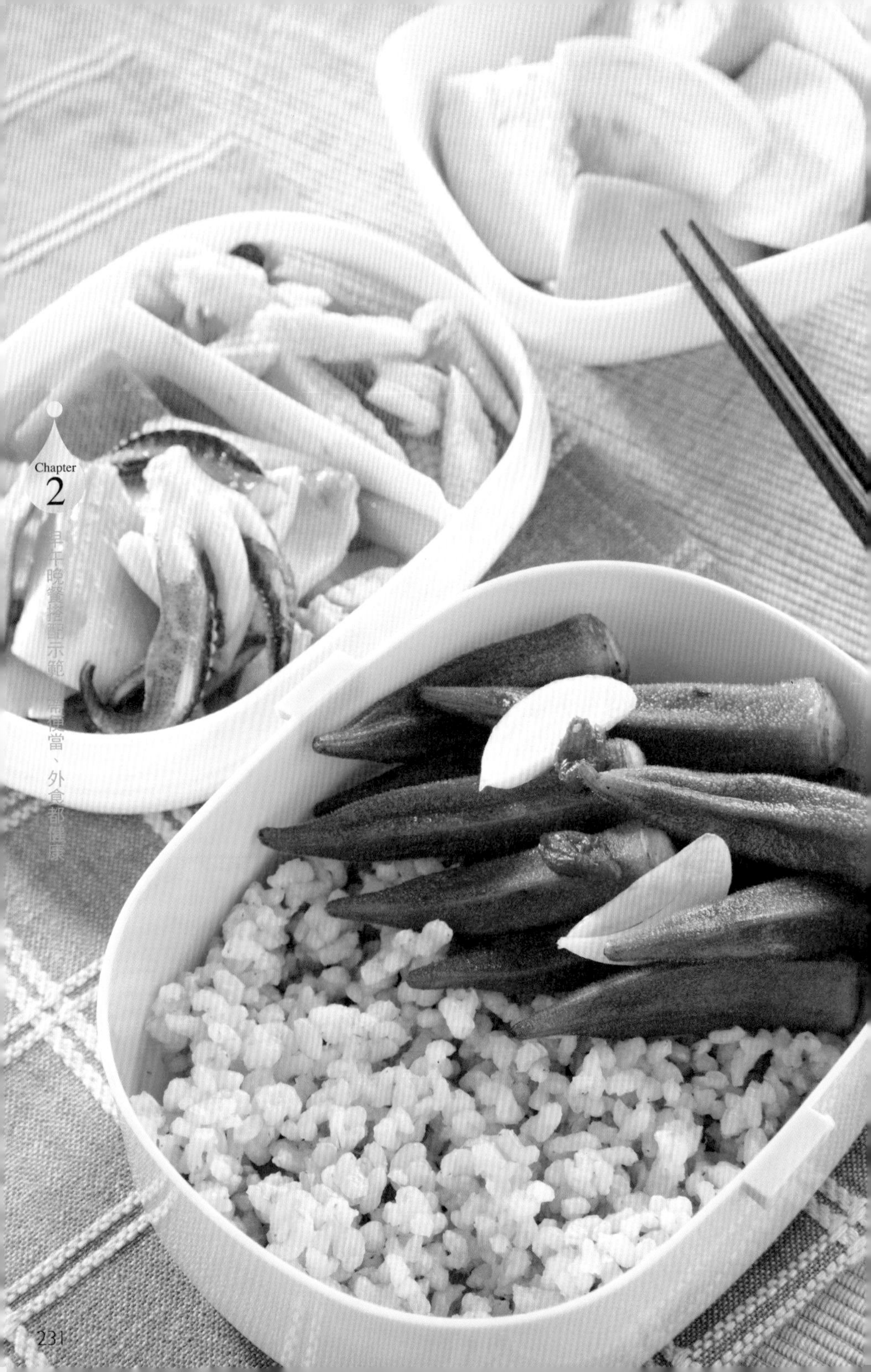

第1套 晚餐 搭配示範

（約300大卡）		
蛋白質	蔬菜	水果
涼拌豆腐2兩	火炒龍鬚菜1碗 + 涼拌海帶0.5碗	鳳梨8分滿碗
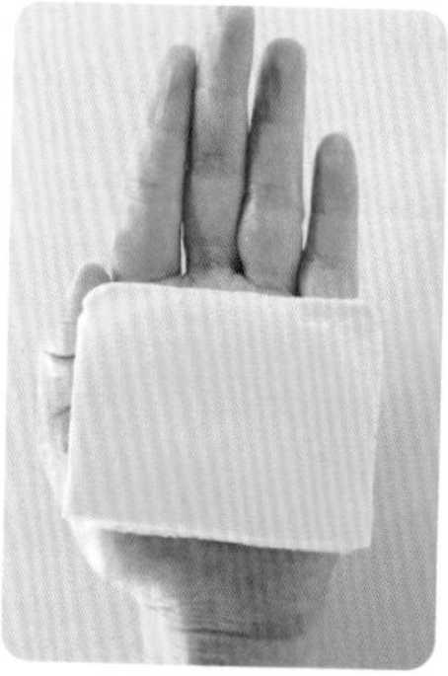	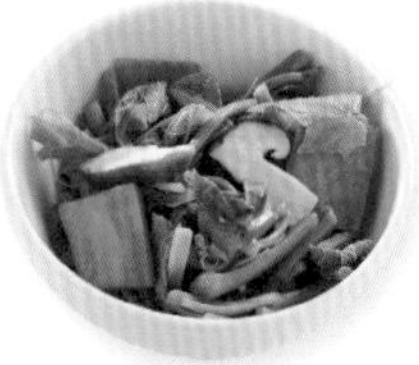 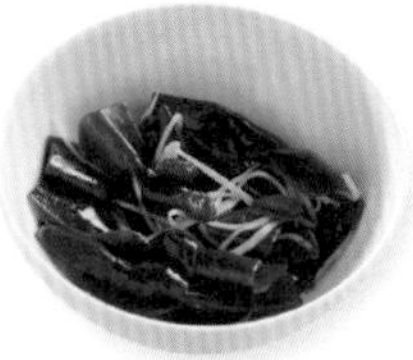	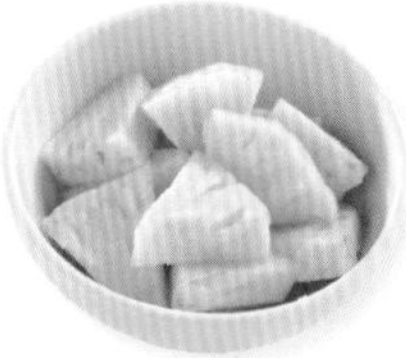
1	2	3
150大卡	75大卡	60大卡

蛋白質份量示意圖 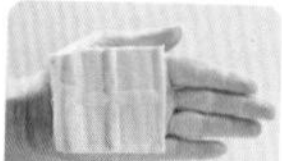

*以上三餐份量，乃是作者減重成功後維持體重之飲食份量，剛開始欲較快速減重者，須配合自己的情況減少食用份量。

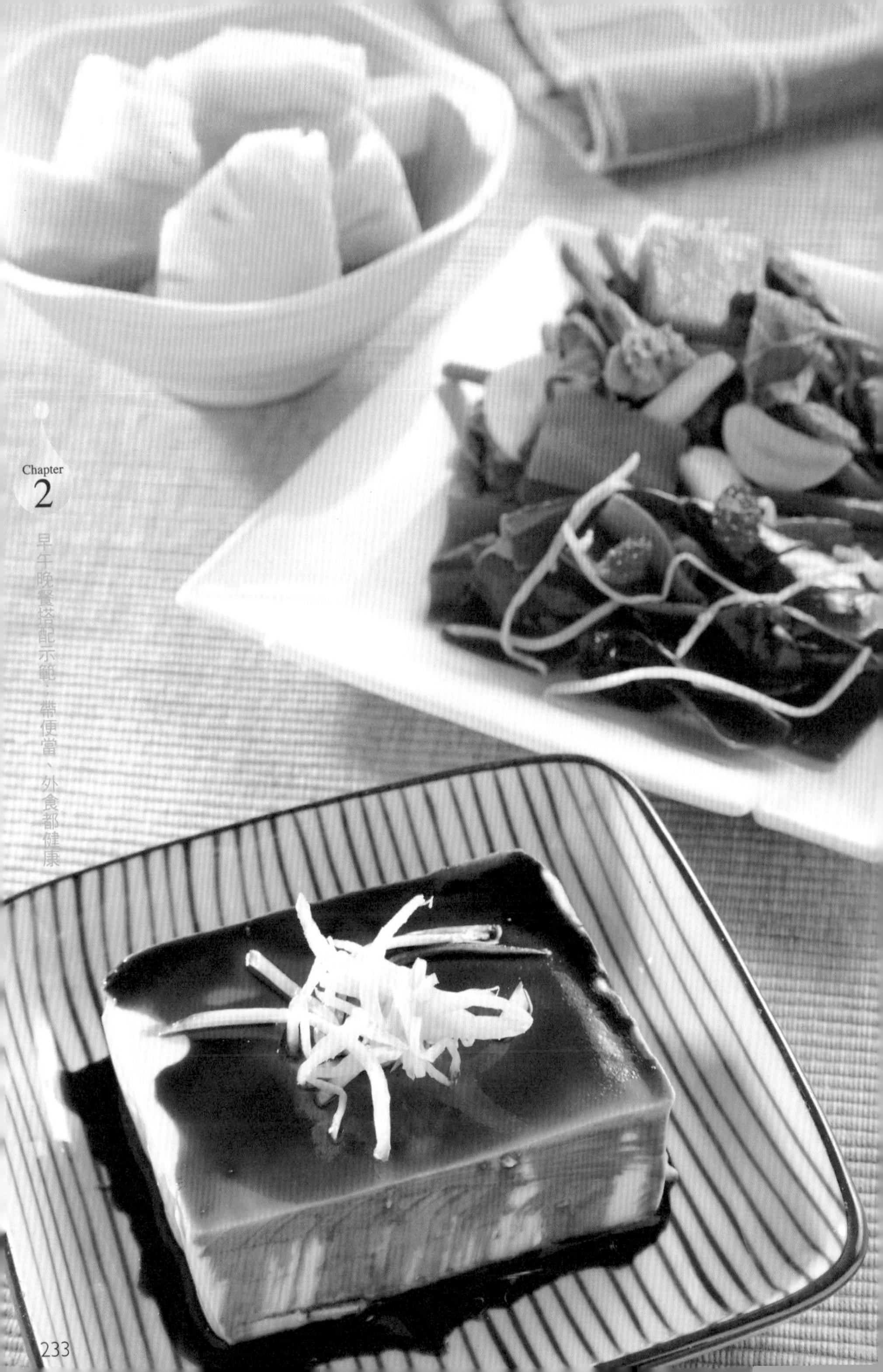

第2套 晚餐 搭配示範

（約300大卡）		
蛋白質	蔬菜	水果
鹽烤杏鮑菇2兩	水炒莧菜1碗 ＋ 水燙秋葵0.5碗	奇異果8分滿碗
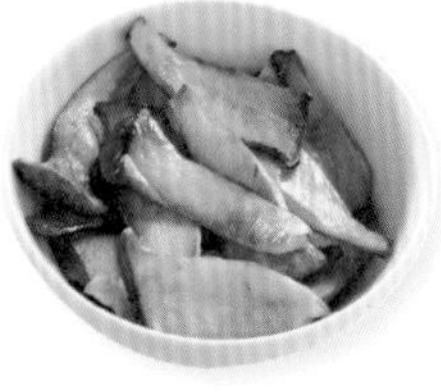	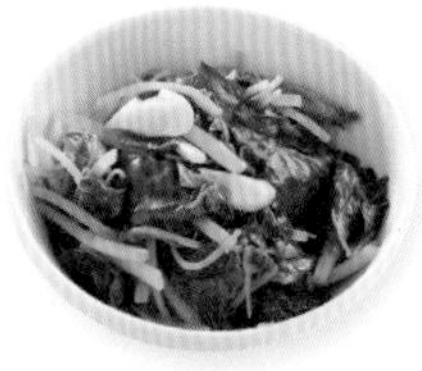 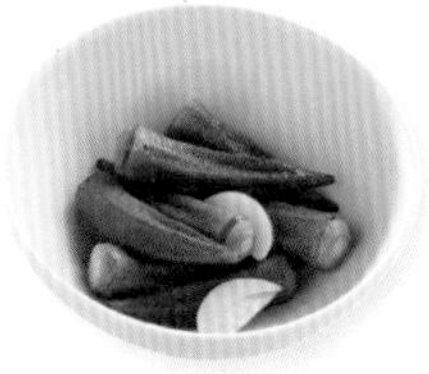	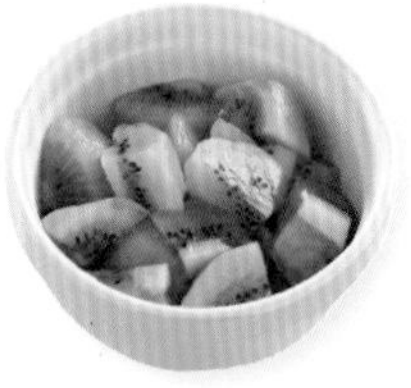
1	2	3
150大卡	75大卡	60大卡

*以上三餐份量，乃是作者減重成功後維持體重之飲食份量，剛開始欲較快速減重者，須配合自己的情況減少食用份量。

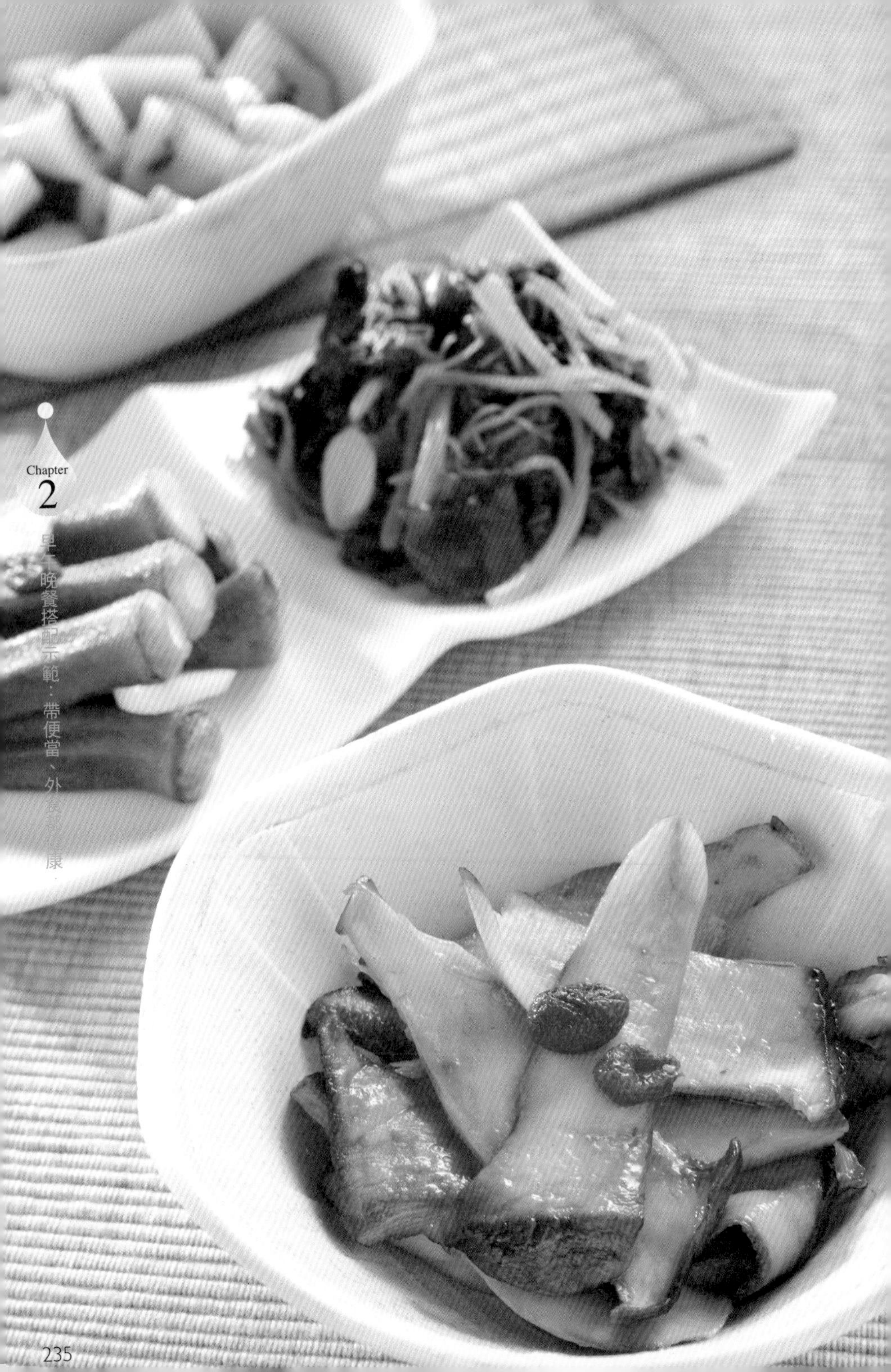

第3套 晚餐 搭配示範

（約300大卡）		
蛋白質	蔬菜	水果
清蒸鱸魚2兩	蒜炒高麗菜1碗 ＋ 水炒蘆筍0.5碗	水梨8分滿碗
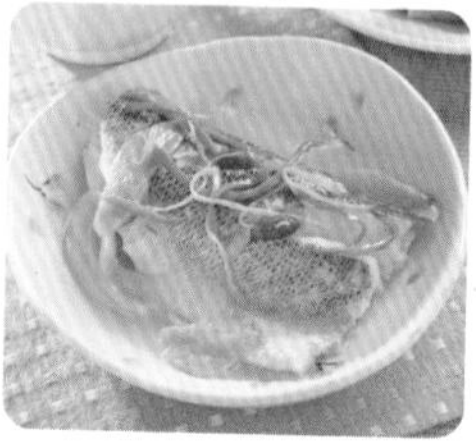	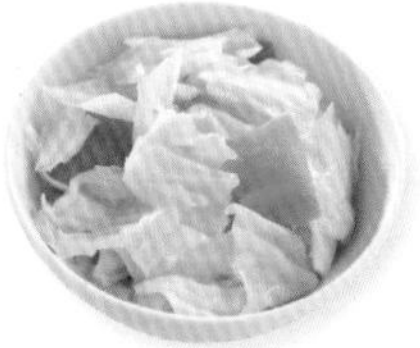 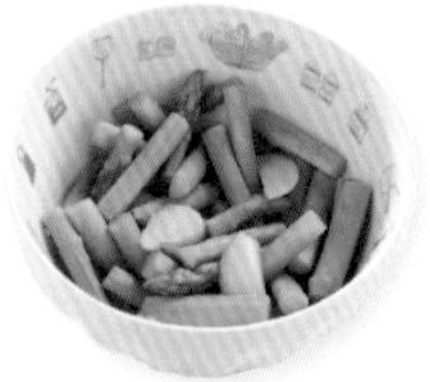	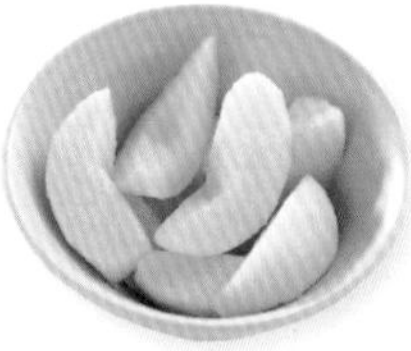
1	2	3
150大卡	75大卡	60大卡

*以上三餐份量，乃是作者減重成功後維持體重之飲食份量，剛開始欲較快速減重者，須配合自己的情況減少食用份量。

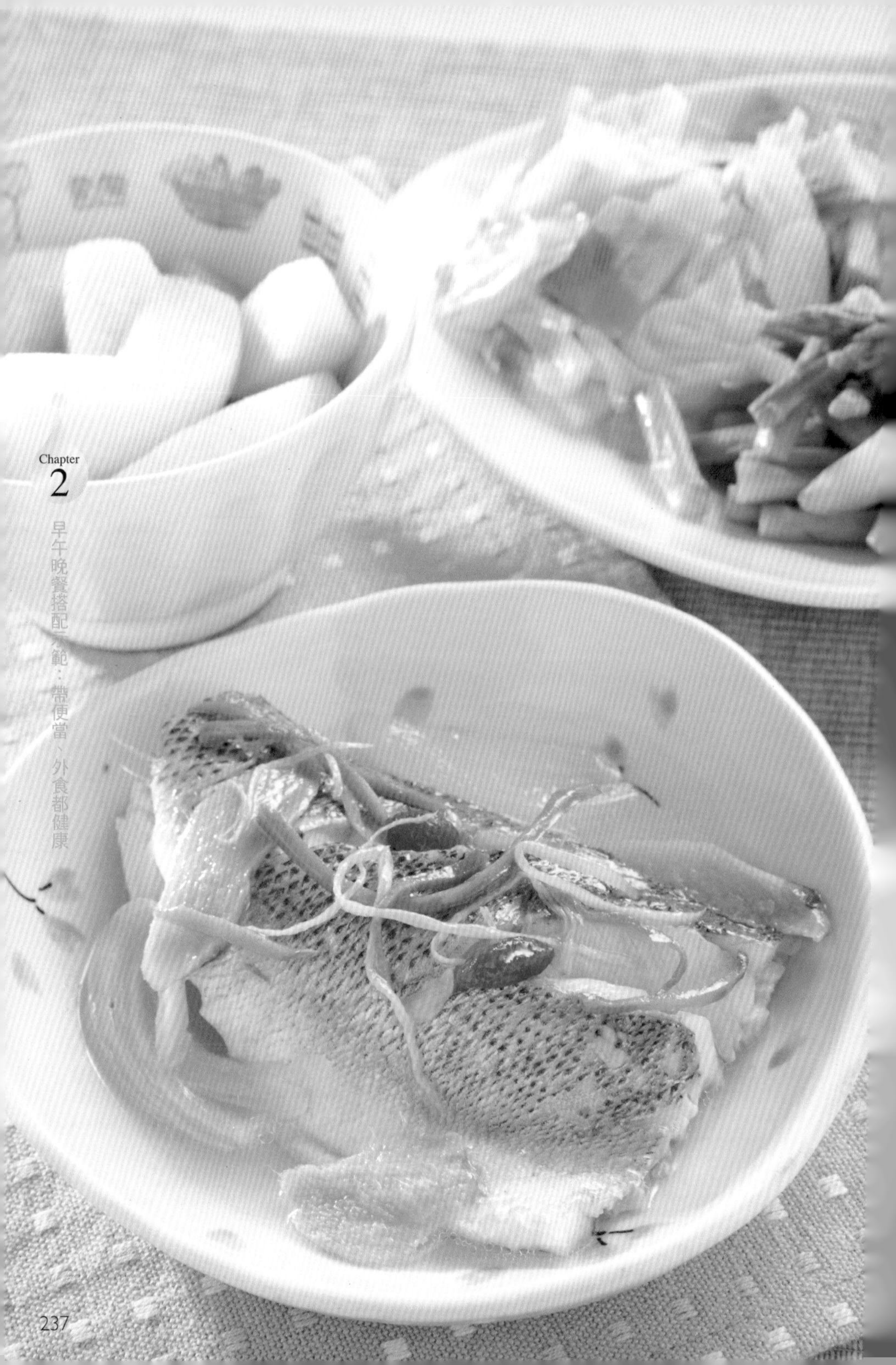

健康小筆記

特別收錄

代謝平衡瘦身法成功經驗分享

Case 1

隨心所欲控制體重

黃聿君（教育部資訊及科技教育司電子報採訪編輯）

・效益：瘦身十二．五公斤，味覺嗅覺變靈敏，睡眠呼吸中止症及胃食道逆流不藥而癒

我本來以為這輩子再也瘦不下來了！媒體界的朋友告訴我，台灣大學洪泰雄主任有一個很「讚」的減重方法，既吃得飽又能吃得健康，當時的我並不以為意，回家後跟老婆提起，誰知老婆大人比我還積極，隔天馬上就買了洪主任的大作，於是在老婆大人的鼓勵下，我抱著死馬當活馬醫的心情，開始了天天「３５９２１」的日子。

照著書中的方式，我在二個禮拜就瘦了三公斤，這給我很大的鼓舞，而且重點是雖然吃得清淡些，但竟然不會餓肚子，為了堅持信念，我跟老婆訂下了每週一定去有沙拉吧的餐館大快朵頤一頓慰勞自己。當然，我還是照著「３５９２１」的原則，比如說去牛排館，用餐前我先喝白開水，接下來吃不加醬的

牛排，再來就是盡情享用生菜沙拉。就這樣短短的三個月，我從原本的八十六公斤「無痛」的瘦到了七十三點五公斤，我的身體輕了，味覺嗅覺也變靈敏了，原本愛喝的飲料，很神奇的會覺得又甜又膩無法入口，而原本的睡眠呼吸中止症及胃食道逆流也不藥而癒，人生從「黑白」變「彩色」。

此後，當我發現因與朋友聚餐，而導致體重回升二、三公斤時，我立刻照著同樣的方法，在一週內回復原來的體重，我深深了解到洪主任要傳達給我們的訊息是：「健康無負擔的減重的關鍵，在於『良好飲食習慣養成』」，當習慣養成之後，你就能隨心所欲的控制體重了。

奉勸各位還在跟體重搏鬥的朋友不要再猶豫，快加入「35921」的行列吧。

Case 2

容易持之以恆的飲食瘦身法

劉彥呈（電腦工程師）

・效益：減重十五公斤，膽固醇、三酸甘油脂降到理想數值

我是一個旅居國外的電腦工程師，由於長年在美國生活，吃了不少漢堡、薯條、披薩等垃圾食物，加上工作太繁忙，中午常常在外頭亂吃，工作了一整天回家都累癱了，只想大吃一頓好好慰勞一下自己，導致我的體重從出國前的六十九公斤一路飆升到九十多公斤。我也曾經想要減肥，許多營養師推薦的低熱量食物真的不美味，加上許多減肥法限制我每日只能攝取的極低卡路里，對於貪吃無法忌口的我，只能塞塞牙縫，吃了跟沒吃一樣，常常讓我餓著肚子睡不著。我試過許多減肥法，但是全都失敗了，導致我一度自暴自棄，甚至試著說服自己，胖胖的也沒什麼不好，頭大臉四方，看起來比較有份量。

一直到了某年回台探視父母，在一個飯局裡，發現幾位原本身材福態的長

輩怎麼一個一個變得身材苗條，神采奕奕，好似變了個人。詢問之下才發現原來在他們之間正流行著臺灣大學洪主任的減肥法。當時我有些半信半疑，不太相信怎麼會有這麼「善解人意」的減肥法，可以不用餓肚子，可以不需特別準備減肥餐，只需要留意用餐的順序，從蛋白質先吃起，幾乎沒有什麼不可以吃的東西。

回到美國之後決心好好的試一試，我的晚餐常常是牛排加沙拉，或是雞排加炒青菜，配合足量的水果，聽起來很美味吧，果然兩個星期就開始見到成效了，之後我對洪主任的減肥法越來越有信心，一直持之以恆的照著做，果然我的體重減到了理想中的七十五公斤，至今兩年沒有復胖，膽固醇、三酸甘油脂也降到理想的數字，我相信就是因為這個減肥法非常符合人性，讓我可以餐餐吃得很好，所以我才能做到持之以恆。

衷心感謝洪主任，分享這麼有效的代謝平衡瘦身法，令我受益良多，現在也推薦給曾經減肥失敗的您，希望您這一次可以成功瘦身，健康一生。

Case 3

值得與別人分享的瘦身法

陳文魁（貿易公司負責人）

．效益：減重六公斤，三高情況大幅改善

我是一家貿易公司的負責人，年輕時因經商而時常有交際應酬，或許因為先天體質還不錯，所以我幾乎菸酒不離，天天暴飲暴食，早出晚歸，生活不規律，從來沒有考慮過健康的問題。直到五十五歲退休之後，漸漸狀況百出，大病沒有小病不斷，不免感到憂心忡忡。後來到臺大醫院做健康檢查，看到檢驗報告上紅字一大串，才開始知道緊張！

在一次偶然的機會中，有幸看到了臺灣大學註冊組洪主任在中天電視節目上的錄影，解說「代謝平衡」對於健康的影響，因為感到很有道理，所以我很快就到書店去買了他的第一本著作《代謝平衡，健康瘦身》回家研讀。我照著書上所說，用「３５９２１」的飲食法，加上每天多做運動，大約一個半月之

後，體重降低了六公斤，至今仍然沒有復胖，更離奇的是我的「三高」情況也漸漸回到了正常健康標準之內，我每天上大號的時間變得很舒適也很規律，令我感到精神煥發、身心愉快。

演員義工孫越說過：「好東西要與好朋友分享」，所以當我獲得了良好的結果之後，我將我的經歷告訴了多位身邊的朋友，甚至多次邀請洪主任到扶輪社去演講，獲得很大的迴響，多數社友也因為這套方法獲得驚奇的效果。還有很多扶輪社友大量購買洪主任的著作，轉贈給自己的親朋好友，讓更多人獲得幫助。洪主任的這本書出版之後，可說造福了不知多少人，真是功德一樁。

「好人有好報」，相信這本書又是一次轟動的銷售，也預祝他一路長虹。

Case 4

健康路上，不再走回頭路

張麗惠（家庭主婦）

．效益：減重三公斤，脂肪多的部位，例如臀部與大腿變瘦、變結實，精神變好，酸痛不見

認識洪主任時，他看起來就是胖嘟嘟的，在說話聊天時常會打起瞌睡。偶而大家一起出遊總是看到他在打盹，我們都非常擔心他會精神不繼，所以為了安全起見，大部分遠距離的旅途都不敢讓他開車。另外一件怪現象是每當在餐廳一起用餐時，中途洪主任就會消失不見，後來才知道，原來他如果不趕快「落跑」，會因為擋不住眼前美食佳餚的誘惑造成更肥胖的惡果，他無奈地告訴我，為了自己的健康，這是他唯一能做的。

二〇一〇年十月初我在紐約旅遊時，無意間看到美國當地的《世界日報》報導「台灣有位洪泰雄先生」的成功瘦身新聞，讓我們嚇了一跳，他竟然能在短短的幾個月內，體重就從八十四公斤瘦到六十七公斤。後來回到台灣看到他

本人我們簡直認不出他來，跟以前判若兩人！他告訴我們他精神變得非常好，而他的嗜睡、高血壓、睡眠呼吸終止症也因為體重下降而自然好轉了。

看到洪主任的成功實例，不禁讓我們都躍躍欲試，雖然我的體重沒有太大的問題，但也從四十九公斤，循序漸近的恢復到年輕時的四十六公斤，重點是脂肪多的臀部與大腿都瘦下來了，也結實不少，現在可以大膽的穿緊身牛仔褲了！更重要的是我平常覺得精神飽滿，以往身體常有的酸痛也有了顯著的改善。一年過去了，依舊保持美好的狀態而且都沒復胖！

知道洪主任為了大家的健康，累積深厚的營養學識，我們也確信它將帶給我們更大的驚奇，讓這個社會更健康、更美好。

我也非常希望大家不要再猶豫了！不只自己要用心研讀洪主任的著作，而且要大力的介紹給您身邊需要幫助的人，幫助更多人走向健康，從黑白的人生走向美麗燦爛的未來。

最後敬請各位親愛的讀者，看完書之後不要懷疑，下定決心、持續不間斷、堅持原則，相信每一個人都能辦到的，最重要的是我們絕對不再走回頭路，因為正確的「代謝平衡飲食法」絕對能讓我們的身體越來越健康！身體健康、美滿生活，其實都操控在自己的手上，祝大家瘦身成功，找回健康。

Case 5

終於達成減重心願

高修民（四十七歲，國語日報攝影記者）

・效益：瘦身十公斤，高血壓變正常

我從來沒有減重成功過，但是我這一次終於達成心願！

多數人減重的首要原因都是想保持好身材，但是我最需要的是健康！

某日我用血壓計量血壓之後，才驚覺平日我經常頭痛，不是自己以為的中暑或是太累，而是血壓高！我原本一直有家族遺傳的低血壓，血壓多半在100mmHg左右，但是前陣子我的血壓飆到135~140mmHg和80mmHg左右，我才發覺情況不妙！想到家中賢慧漂亮的老婆以及年幼可愛的孩子，擔心萬一我提早「掛點」，那豈不是虧大了！

也許上帝知道我常熱心助人，讓我在不久之後，碰巧從報章上看見台大註冊組主任洪泰雄減重成功的報導，我抱著半信半疑的態度想嘗試。

看到他在兩個月內減了十四公斤，我不禁自忖：那我可以減掉幾公斤？我從吃素食開始我的減重計畫，但是我發現坊間的素食普遍太油膩，味道也讓我不太能接受，會想做噁！

後來我用神農「試」百草精神，到超商尋找合適的食物，結果從五月中旬到七月，一個半月的時間，我瘦了十公斤……這是真實的，一點不假！我的血壓恢復到低血壓100mmHg左右，我又成了一尾活跳跳的活龍！之後收到許多朋友的私下關切及詢問，我以「做公益」的心情，推薦大家不用吃藥的「代謝平衡飲食法」，並祝大家健康、幸福、快樂！

Case 6

減重時也能維持飲食樂趣

茅增榮（臺灣大學事務組主任退休）

・效益： 減重二十五公斤，糖尿病改善，再也不須服藥

我不是生而知之者，也不算後知後覺者，又不能歸類為不知不覺者，勉強來說是介於後知後覺及不知不覺中的人吧，談起瘦身的經驗，我應該開始得比臺大註冊組洪泰雄主任——「雄哥」要早，但是雄哥確是屬於「究其所以」的人，所以他在瘦身有成之後，能出版多本暢銷書嘉惠普羅大眾。

記得當臺大保健中心的李醫師宣告本人患有糖尿病，須減重並服藥後，我就正式加入「糖」氏家族行列，在諮商過營養師後，加入了減重行列，在每天少吃多運動的原則下，三個月就由九十公斤減到六十五公斤，整整瘦了二十五公斤，但是整個人看起來就是面帶病容，半年後我的糖化血色素降到標準值的

六以下，現在回想起當時的心情是不滿意，但只能勉強接受，誰叫自己以前不好好珍惜身體，大魚大肉的飲食習慣害了自己。

少吃多運動的日子一晃就過了兩年，有一天運動時碰到了和我以前一樣有著中廣身材的雄哥，我十分驚訝於他身材的苗條，於是向他請教其祕訣。他向我推薦原水文化出版德國沃夫方法醫師所著的《吃對營養，享瘦健康》這本書，拜讀後我就開始按照每餐先吃蛋白質，再吃碳水化合物及水果的方法，一陣子之後，雄哥也依其實踐書中方法減重成功的親身經驗，出版了《代謝平衡，健康瘦身》一書，並精確定出「３５９２１」的執行口訣。我一一照作，慢慢的我發覺只要遵照口訣確實遵行，即使不必少吃也能維持體重，從此我也快樂的悠遊於這種飲食方式，並重新找回吃東西的樂趣，而不必擔心有復胖的溜溜球效應，最重要的是在糖化血色素連續五年都低於六的情形下，李醫師也宣布我可以停止服用糖尿病的藥。

農曆年是中國人最重要的節日，我和我們全家到高雄大姨子家過年，生活作息違反了「３５９２１」的原則，五天後回到台北一量體重，重了五公斤，我的媽呀！太可怕了，之後每餐趕緊回復雄哥的飲食口訣，再配合每餐單一蛋白質，飯菜少吃一口，每天多運動半小時的自我要求，老天保佑，不久之後又瘦了五公斤回來，這時我才體會到這套飲食方式控制體重自如的好處。在此與大家分享我的體驗，並願有體重問題的朋友一起來參與試行這套方法。

不管如何，我最後還是強調減重之道，除飲食自我管控，少吃、多運動之外，別無任何祕法。

Case 7

兼具減重及養生的飲食法

梁漢生（臺灣大學教務處註冊組股長）

．效益：體重不再不受控制上升，身體狀況改善中

我本身是瘦子體型，年輕時三餐加宵夜的飲食習慣，體重似乎也沒什麼增加，但自從年齡過了三十歲以後，身體的代謝能力越來越差，再加上以開車代步，減少走路運動的時間，以致於體重逐漸增加，腰圍從三十、三十一……逐年增加到三十四吋，這時我才驚覺真的要減重了。

以往接觸到飯前吃水果、吃地瓜排毒、喝優酪乳等養生概念，自己也曾照著做，但可能是份量控制不當、吃了太多，結果不但沒有變健康，反倒在我身上留下血糖愈來愈高、體重愈來愈重的副作用；試著將三餐食量減少，又會感到飢餓；下定決心以運動方式減重，但由於工作忙碌，常無法持續，因此體重始終無法維持在理想狀態。

自從教務處註冊組洪主任將其養生暨減重的概念介紹給全體同仁後，我試著遵行將「35921」飲食概念融入日常生活後，以往每餐都要吃兩碗飯才能感到飽，現在只要一碗即可，不須刻意減食而體重即可維持在理想狀態，經長時間力行此一簡單又均衡的飲食規則，發覺確實有效，希望自己能持續下去，讓身體愈來愈健康。

Case 8

減重成功，脫胎換骨的感覺真好

官俊榮（臺灣大學農業經濟系教授退休）

．效益：在未刻意減重的前提下，減重六公斤，血壓從不正常的臨界值回歸到安全值，通體舒暢，精神良好

泰雄是我的老朋友，多年來他給我的印象就是「泰迪熊」的模樣，胖胖的、圓圓的、笑笑的、皮膚有點黑，雖然可愛得不得了，但是朋友們也經常要擔心他的健康，某一年，他慎重其事的透露正在進行一項健康計畫，結果幾個月之後，他真的完全變了模樣。

雖然在學校經常碰面，但是他的外型變化太大了，令人驚奇。以前提到泰雄，大家會戲稱「那個熊樣子的人」，但現在提到他，大家心中浮現的則是他那因瘦身成功而美化了的外型，更重要的是，泰雄現在總是精神抖擻、活力充沛，幾乎是脫胎換骨，令人羨慕。

早先我曾聽聞泰雄為睡眠呼吸中止問題而痛苦，為安排就醫、手術而煩惱，

而高血壓者臉面呈現灰暗的形貌，也令人記憶猶深。但現在據了解，他不但睡眠呼吸中止的問題不藥而癒，高血壓、高血脂早已不再是他的困擾。這些今昔之對比，讓我感受到飲食調配的奧妙。

我開始用心去了解泰雄的方法，將認為關鍵的原則都付諸實施，尤其是蛋白質食物優先食用、避免高升醣指數的食物、選用適量而足夠的蔬果；但是由於工作習慣的影響，餐間隔五小時，晚上九點後不進餐，則未能確實奉行，否則我相信效果會更好。

即便我未刻意減重，但體重已由八十二公斤以上，下降到七十六公斤左右而維持穩定，特別是平常感覺到通體舒暢、精神很好，如同全身血液都換新了一樣，血壓則明顯脫離臨界之邊緣，讓自己相當有信心。

泰雄喜歡把好東西跟朋友分享，因此我有幸獲得寶貴的健康體驗，也十分樂於見證他的健康論點。

Case 9

改變觀念才是控制體重的關鍵

童文薰（律師、智慧行動傳播科技股份有限公司董事長，聖捷達國際股份有限公司董事長）

・**效益**：減重十公斤，體質改變，較易流汗，口味變清淡

控制體重最困難的障礙不是看得見的問題，而是看不見的——觀念。往往減重經驗越豐富，重覆失敗的經驗也就越多；而且腦中塞滿了各種成見，等到真的遇到了正確的減重方法，甚至都有人送到面前來了，還是不願意相信。

自從二十年前通過律師考試後，我的體重就不知不覺地逐年上升。試過各種控制體重的方法：代餐、精油推脂、針灸、禁絕碳水化合物……最後為了一圓赴西藏旅遊的夢想，在二〇〇四年藉助專業醫師的藥物控制，讓我回到了大學時的標準體重。可是從西藏回來之後，八年來我的體重再度回升。

由於走進修煉團體，所以我的身體一向健康，十多年來不曾使用健保卡，也就不把體重視為問題。直到聽過洪泰雄主任的代謝平衡減重法演講後一年，

才在華朋扶輪社前社長William的夫人Julie的一再鼓勵下，開始施行「３５９２１」代謝平衡飲食法。那一天是二〇一二年五月十九日。

實施之後效果顯著，頭四個月就減重十公斤。前後比較之後才明白自己這麼多年體重飆升的原因是身體的新陳代謝停滯，而停滯的原因主要有三點：一‧長期睡眠不足；二‧沒有按時吃三餐；三‧蔬菜水果攝取不足。

自從採取「３５９２１」的生活與飲食方式後，體質整個改變。除了容易流汗之外，連口味也變得更加清淡。唯一的困擾就是要攝取更多的蔬果，所以冰箱的冷藏室不敷使用。幸好有種子達人林惠蘭女士的水耕蔬菜法，解決了蔬菜存放問題，冰箱就可以空出來儲放水果。蔬果攝取量足夠、睡眠足夠，體重便一路往下狂飆，減重一點都不是困擾。

不要猶豫，我可以成功，大家都可以成功。就從今天起開始行動吧！

Case 10

改善我長期胃酸的問題

吳明生（吳陸瑜）（前陸光國劇隊首席琴師，現任國立臺灣戲曲學院戲曲音樂學系專任京胡教師）

· **效益：**減重三公斤，胃酸情況改善

我平常算是一個注重養生的人，每天一定運動，身材適中一點也不胖，但因為我喜歡吃甜食，吃飯時又狼吞虎嚥沒有細嚼，造成胃的負擔很大，稍微多吃一點甜食就容易胃酸，一酸起來有時候一整個星期胃都不舒服。

我太太陳志恆服務於臺大教務處註冊組，當洪泰雄主任的部屬多年。從她口中得知洪主任自從採取代謝平衡的飲食方法後，不但減重成功，而且嚴重的呼吸中止症候群竟然不藥而癒了。

太太告訴我洪主任教導的「35921」原則：三餐都要吃，每餐間隔五小時，餐與餐之間不要吃零食，晚上九點以前用完晚餐，每天喝二〇〇〇西西水，每天吃一粒蘋果。另一個重點是吃東西的順序，一定要先吃蛋白質，再吃

蔬菜及米飯等碳水化合物，最後吃水果。

這些原則看起來很簡單，但對於愛吃零食及甜點的我來說，餐與餐之間不吃東西，還真有點為難！於是太太教我解決之道，就是在正餐要結束前可以吃一些甜點，但是絕對不可在餐與餐中間吃零食，如果餓了就喝白開水。

因此我開始照著這種順序用餐，即使是吃外面買回來現成的便當，也盡可能把蛋白質類的東西先挑出來吃，然後才吃蔬菜及米飯。

過去許多年我一餐必須吃兩碗飯才會飽，但自從改用這種順序吃，在吃完蛋白質類的東西後，就已經覺得有飽足感了，因此每餐大約只吃半碗飯就夠了。我照著這種順序吃了一段時間，突然發現長期困擾我的胃酸老毛病好像改善了不少。再過了一陣子，發現自己的褲子鬆了，皮帶必須加緊一格，一量體重竟然下降了二至三公斤。

其實我原本就不胖，我怕我再繼續這樣吃下去會太瘦，所以我就改回原本的吃法，而且至少吃上一碗半的米飯，沒想到才沒幾天，竟然又開始胃酸了！

於是，我只好繼續乖乖地照著洪主任教導的方式吃，胃酸情況就又減輕了。

我覺得洪主任這方法對我來說真的很適合，幫助很大，今後我會繼續維持下去的。

後記

跟我一起擁抱健康快樂的人生

除了出書後獲得的讀者肯定迴響，令我最欣慰且開心的事，就是在我不斷的教學、持續的演講中，幫助學生、聽眾找到健康快樂的人生。對於我所收到的反饋，實在太多了，無法一一列舉。在此僅利用一些篇幅，分享最近一期我營養課程學生的感想。

有位學生在報告中陳述：

很開心也很幸運，能夠有這次機會聽取老師悉心整理、研究並親身實踐的資訊。

我本身就讀食品暨應用生物科技學系，這學期上修一門必修的營養學課程，雖然目前只學習了半學期，不過系上老師教授的內容皆與老師在這兩個禮拜中和我們介紹、分享的大致吻合，並且更清楚、實用，也佐以很多影片、研究結果等，讓我們能夠更快速、有效地學習。

我十分認同老師所說，營養學是一個人終身受用而且必須好好關注的事情，“We are what we eat.” 這句話很正確，食物有一重要功能便是構成人體的組織，入口的食物的確比外在的運動、重訓等更為基本、更能由身體內在構成我們、決定我們是脂肪比較多呢？還是纖維素充足呢？因此，每一餐、每一口食物，我們都必須好好留心，而不是覺得吃飯浪費時間或思考營養素這類問題太麻煩而隨便糟蹋自己的身體。

當然也不應該只為了滿足口腹之欲而選擇沒有太多營養素、只有過量醣類和油脂的食物，我們既然了解了營養學這麼重要的人生課程，往後當然得好好照料自己的身體。

我也期許自己在之後的人生中都能控管好每一餐的營養、份量和比例，並多多遵守老師提點的飲食法則，時時提醒自己要做出對身體最好的選擇。

最後也希望老師之後能夠再來中興大學開課，讓其他學長姊、學弟妹也有機會參與老師如此實用又重要的課程！

另一位學生依照我所教授的「35921」的飲食順序後，獲得極大的改變：

我也照著改變，並感覺到一些變化，體重雖然不明顯，但在三個月後我下降了五公斤，且飲食雖然有控制量，但基本上我是沒有餓到的。

運動就是維持基本量，現在我一日精神狀況較為有朝氣，從前的我上班三小時後就會開始有點迷迷糊糊，現在基本上白天我很難有打哈欠的時候，飲食的控管真的非常重要。

健康之道無他，飲食力、EQ力、睡眠力、運動力，四力兼俱，讓你健康活到九十九，在此我也要不厭其煩地提醒各位，務必時時遵守35921飲食及十六大健康原則。

1.一定要依照衛福部所公布的「最新國民飲食指南」，均衡攝取各類食物。

2.了解各種食物的升糖指數（GI值），它分高中低三種指數，等於是食物的紅、藍、綠燈。（詳見我的著作《35921代謝平衡，健康瘦身》一書）

3.要了解六大基本食物到底是什麼?要怎麼去攝取它們？（詳見我撰述的《吃出好體質》一書）

4.這些食物到底如何透過我們的消化系統消化吸收，成為我們細胞所需要的營養。

5.讀書要有方法，健康也要有方法，你必須先知道你的基礎代謝率與運動係數，計算一天可以吃多少熱量。活動量高，熱量消耗就多，別忘了消化食物也會消耗熱量。（請參考本書「健康瘦身一定要懂的十二個知識」）

6.吃多少，裝多少，一口都不多！（請參考本書「食物份量的測量標準工具」及「六大基本食物熱量表」）

7. 三餐用餐時間規律。米飯不能少，一天二碗是極限，不能吃得像小鳥，全穀雜糧類是你選主食時的極佳選擇。
8. 學習控制對食物的慾望。
9. 利用瘦體素及餓肌素原理，吃飽不吃，餓時就吃。
10. 食物不要吃很多，但是水可以喝多，每天至少二〇〇〇西西，而且有鉀鈉鎂鈣的水，不能少。
11. 避免吃垃圾食物。
12. 水果不能少，但是蔬菜要比水果多。每天蔬菜不能少於三碗，綠色蔬菜應多於其他四種顏色。
13. 豆、魚、肉、蛋，蛋白質不能少，二個手掌大小剛剛好。
14. 有氧運動，不能少於四十分鐘，至少四千四百步，心跳要高於一百，有氧優於慢跑。
15. 避免讓血糖值忽上忽下，務必把握蛋白質先吃的飲食原則。
16. 喝好油，避免身體發炎，苦茶油、紫蘇油優於其他油，讓你排便大舒暢。

〔附錄 1〕飲食記錄表

填寫日期： 年 月 日

填寫時間：開始 結束

營養補充品：

名稱／份量

身高： cm **體重：** Kg **血壓：** mmHg

24小時喝的開水量： ml **排便次數：** 次 ☐軟 ☐硬

餐次 用餐時間	食物來源 食物名稱	烹調方式	油度 鹹度	食材名稱	攝取份量

〔附錄 2〕

表1 2005-2008年成人過重及肥胖盛行率（以身體質量指數為標準）

性別	年齡（歲）	樣本數（人）	BMI≧35 比率（%）	30≦BMI＜35 比率(%)	27≦BMI＜30 比率(%)	24≦BMI＜27 比率(%)
男性	19-30	91	1.2	6.2	4.7	17
	31-44	124	0.7	7	17.2	35.4
	45-64	272	0.2	4.2	16.5	39
	65 -	302	0.5	5	9.8	34.3
	≧19	789	0.6	5.6	13.1	32.3
女性	19-30	109	1.1	4.8	3.6	9.8
	31-44	137	0	1.6	10.5	12.1
	45-64	312	1	7.1	13.7	27.6
	65 -	283	1	10.4	18.1	32
	≧19	841	0.7	5.4	10.9	19.4

資料來源：2005-2008年國民營養健康狀況變遷調查。
註：有效樣本數採實際完訪樣本數之最大可利用值，分析結果經加權調整。
製表日期：2018/12/07

表2 2005-2008年成人肥胖盛行率（以體脂肪含量百分比為標準）

性別	年齡（歲）	樣本數(人)	脂肪過高 比率（%）
男性	19-30	54	27
	31-44	60	60.7
	45-64	118	54.1
	65 -	124	61
	≧19	356	49
女性	19-30	58	67.8
	31-44	63	83.9
	45-64	128	87.1
	65 -	111	89.3
	≧19	360	81.5

資料來源：2005-2008年國民營養健康狀況變遷調查。
註1：有效樣本數採實際完訪樣本數之最大可利用值，分析結果經加權調整。
註2：脂肪過高定義:男性體脂肪≧25%，女性體脂肪≧30%。
製表日期：2018/12/07

表3 2013-2016年成人過重及肥胖盛行率（以身體質量指數為標準）

性別	年齡（歲）	樣本數（人）	BMI≧35	30≦BMI＜35	27≦BMI＜30	24≦BMI＜27
			比率 (%)	比率(%)	比率(%)	比率(%)
男性	19-30	199	2.53	5.79	8.63	20.46
	31-44	227	2.31	9.83	20.15	20.26
	45-64	539	0.32	5.6	19.79	32.84
	65 -	540	0.58	4.41	18.24	35.32
	≧19	1505	1.41	6.68	17.16	26.82
女性	19-30	249	3.06	4.35	7.23	10.66
	31-44	261	2.95	4.26	11.83	11.91
	45-64	580	0.35	8.7	11.83	22.49
	65 -	493	0.87	7.56	14.66	29.71
	≧19	1583	1.73	6.37	11.25	18.04

資料來源：2013-2016年國民營養健康狀況變遷調查。
註：有效樣本數採實際完訪樣本數之最大可利用值，分析結果經加權調整。
製表日期：2018/12/07

表4 2013-2016年成人肥胖盛行率（以體脂肪含量百分比為標準）

性別	年齡（歲）	樣本數(人)	脂肪過高
			比率 (%)
男性	19-30	171	49.42
	31-44	192	56.98
	45-64	480	59.83
	65 -	468	69.41
	≧19	1,311	57.96
女性	19-30	204	67.66
	31-44	227	78.93
	45-64	521	87.38
	65 -	430	85.68
	≧19	1,382	80.86

資料來源：2013-2016年國民營養健康狀況變遷調查。
註1：有效樣本數採實際完訪樣本數之最大可利用值，分析結果經加權調整。
註2：脂肪過高定義:男性體脂肪≧25%，女性體脂肪≧30%。
製表日期：2018/12/07

表5 2017-2020成人過重及肥胖盛行率(以身體質量指數為標準)

性別	年齡(歲)	樣本數(人)	BMI≧35	30≦BMI<35	27≦BMI<30	24≦BMI<27
			比率(%)	比率(%)	比率(%)	比率(%)
男性	19-30	258	3.64	9.00	10.63	26.41
	31-44	292	3.26	13.21	17.87	31.17
	45-64	651	1.12	9.17	19.08	30.79
	65 -	1052	0.52	6.26	15.35	33.97
	≧19	2253	2.12	9.78	16.45	30.52
女性	19-30	275	1.48	7.31	5.86	17.91
	31-44	322	1.48	6.72	9.43	18.3
	45-64	698	0.39	8.09	11.57	24.83
	65 -	962	1.21	8.58	17.59	32.78
	≧19	2257	1.03	7.67	10.95	23.15

資料來源：2013-2016年國民營養健康狀況變遷調查。
註.有效樣本數採實際完訪樣本數之最大可利用值，分析結果經加權調整。
製表日期：2022/06/15

表6 2017-2020成人肥胖盛行率(以體脂肪含量百分比為標準)

性別	年齡(歲)	樣本數(人)	脂肪過高比率(%)
男性	19-30	250	65.06
	31-44	277	86.32
	45-64	621	82.95
	65 -	1008	85.99
	≧19	2,156	80.65
女性	19-30	256	89.94
	31-44	294	86.39
	45-64	678	94.25
	65 -	920	96.07
	≧19	2,148	91.77

資料來源：2017-2020年國民營養健康狀況變遷調查。
註1.有效樣本數採實際完訪樣本數之最大可利用值，分析結果經加權調整。
註2.脂肪過高定義:男性體脂肪≧25%，女性體脂肪≧30%。
製表日期：2022/06/15

悅讀健康 84Y

35921史上最強瘦身密碼：簡易掌握飲食份量，聰明吃，開心瘦【暢銷修訂版】

國家圖書館出版品預行編目資料

35921史上最強瘦身密碼：簡易掌握飲食份量，聰明吃,開心瘦 / 洪泰雄著. -- 修訂三版. -- 臺北市：原水文化出版：英屬蓋曼群島商家庭傳媒股份有限公司城邦分公司發行, 2022.08
面； 公分. -- (悅讀健康；84Y)
ISBN 978-626-96478-1-1(平裝)

1.CST: 健康飲食 2.CST: 新陳代謝 3.CST: 減重

411.3　111012999

作　　者　洪泰雄
企畫選書　林小鈴
主　　編　潘玉女

業務經理　羅越華
行銷經理　王維君
總 編 輯　林小鈴
發 行 人　何飛鵬
出　　版　原水文化
台北市民生東路二段141號8樓
電話：（02）2500-7008　傳真：（02）2502-7676
E-mail：H2O@cite.com.tw
發　　行　英屬蓋曼群島商家庭傳媒股份有限公司城邦分公司
台北市中山區民生東路二段141號2樓
書虫客服服務專線：02-25007718；25007719
24小時傳真專線：02-25001990；25001991
服務時間：週一至週五上午09:30～12:00；下午13:30～17:00
讀者服務信箱：service@readingclub.com.tw
劃撥帳號19863813；戶名：書虫股份有限公司
香港發行　城邦（香港）出版集團有限公司
香港灣仔駱克道193號東超商業中心1樓
電話：(852)2508-6231　傳真：(852)2578-9337
電郵：hkcite@biznetvigator.com
馬新發行　城邦（馬新）出版集團 Cité(M)Sdn. Bhd.
41, Jalan Radin Anum, Bandar Baru Sri Petaling,
57000 Kuala Lumpur, Malaysia.
電話：(603) 90578822　傳真：(603) 90576622
電郵：cite@cite.com.my

內頁繪圖　盧宏烈
攝　　影　子宇影像工作室・徐榕志
內頁設計　許瑞玲
封面設計　劉麗雪
製版印刷　卡樂彩色製版印刷有限公司
初　　版　2012年10月8日
修訂三版　2022年9月8日
定　　價　450元

ISBN: 978-626-96478-1-1(平裝)

城邦讀書花園
www.cite.com.tw